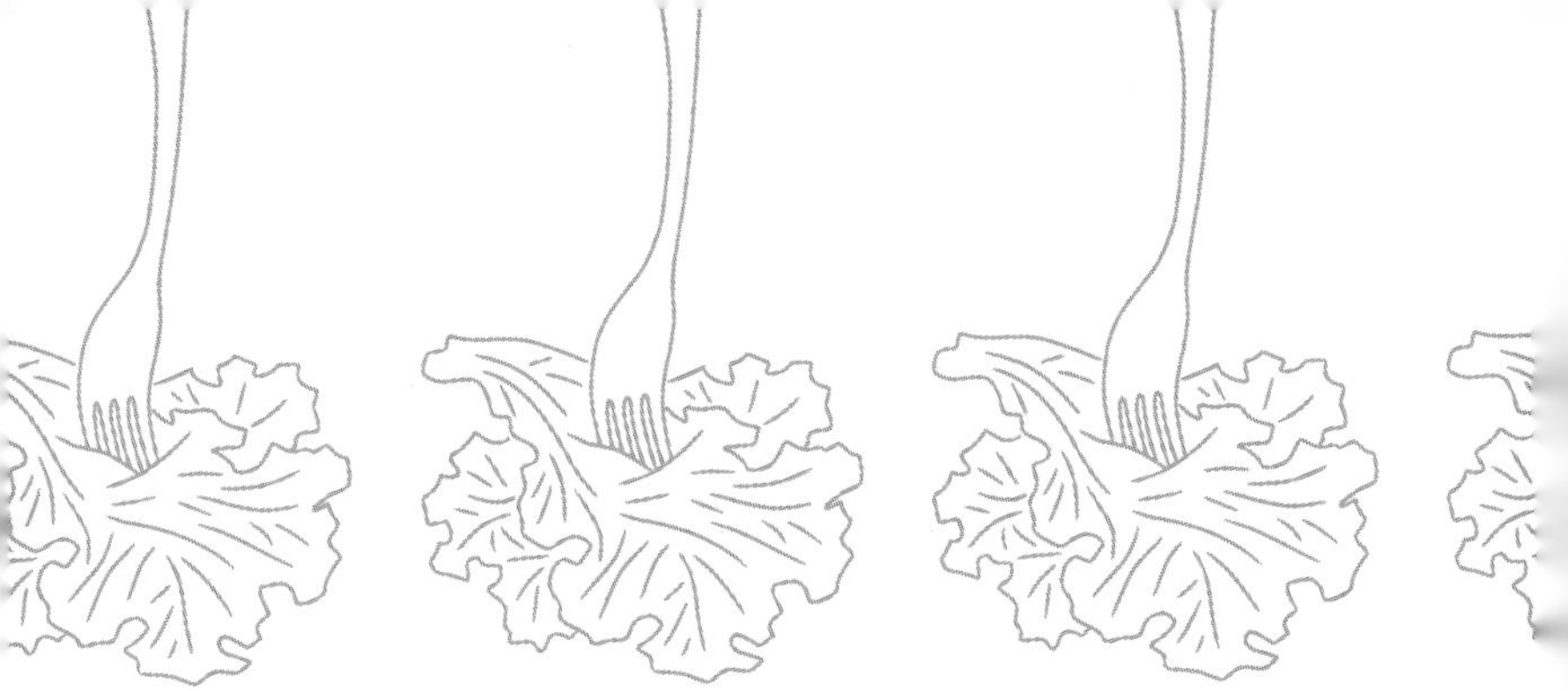

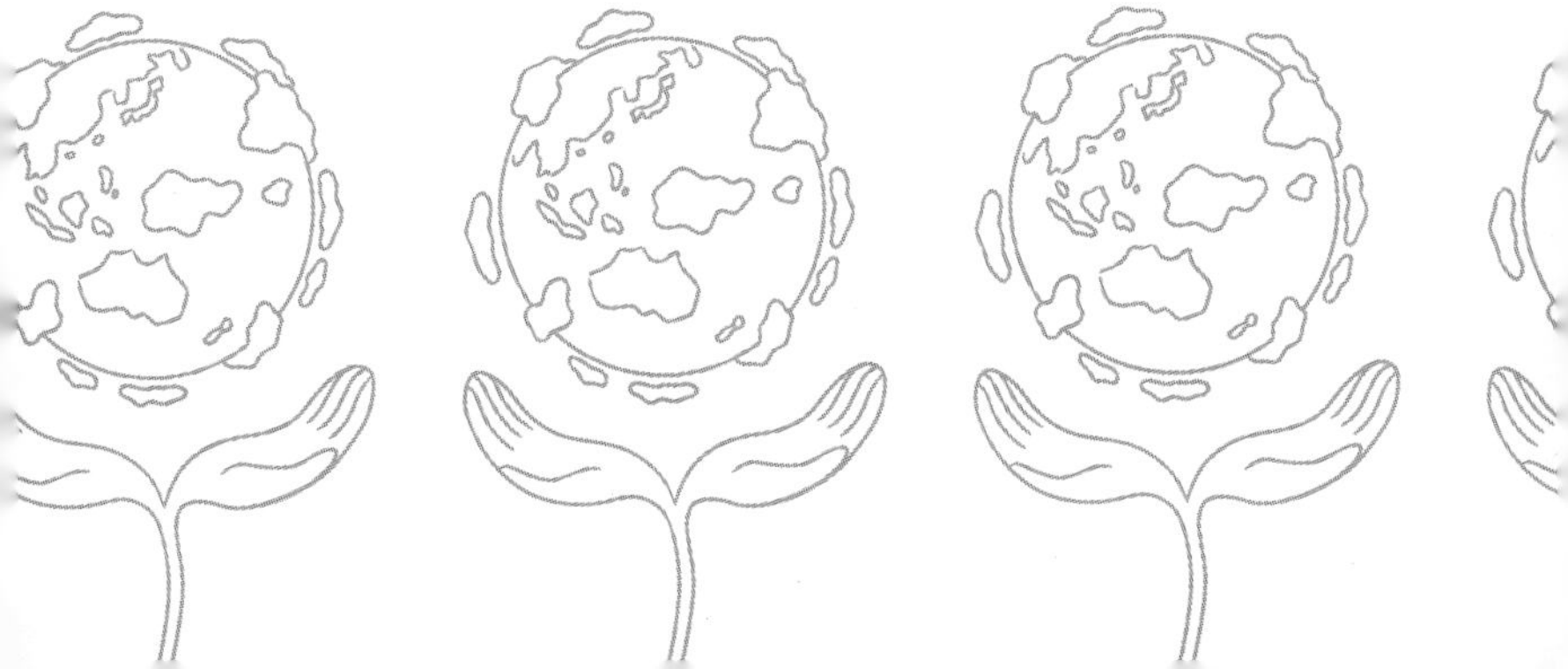

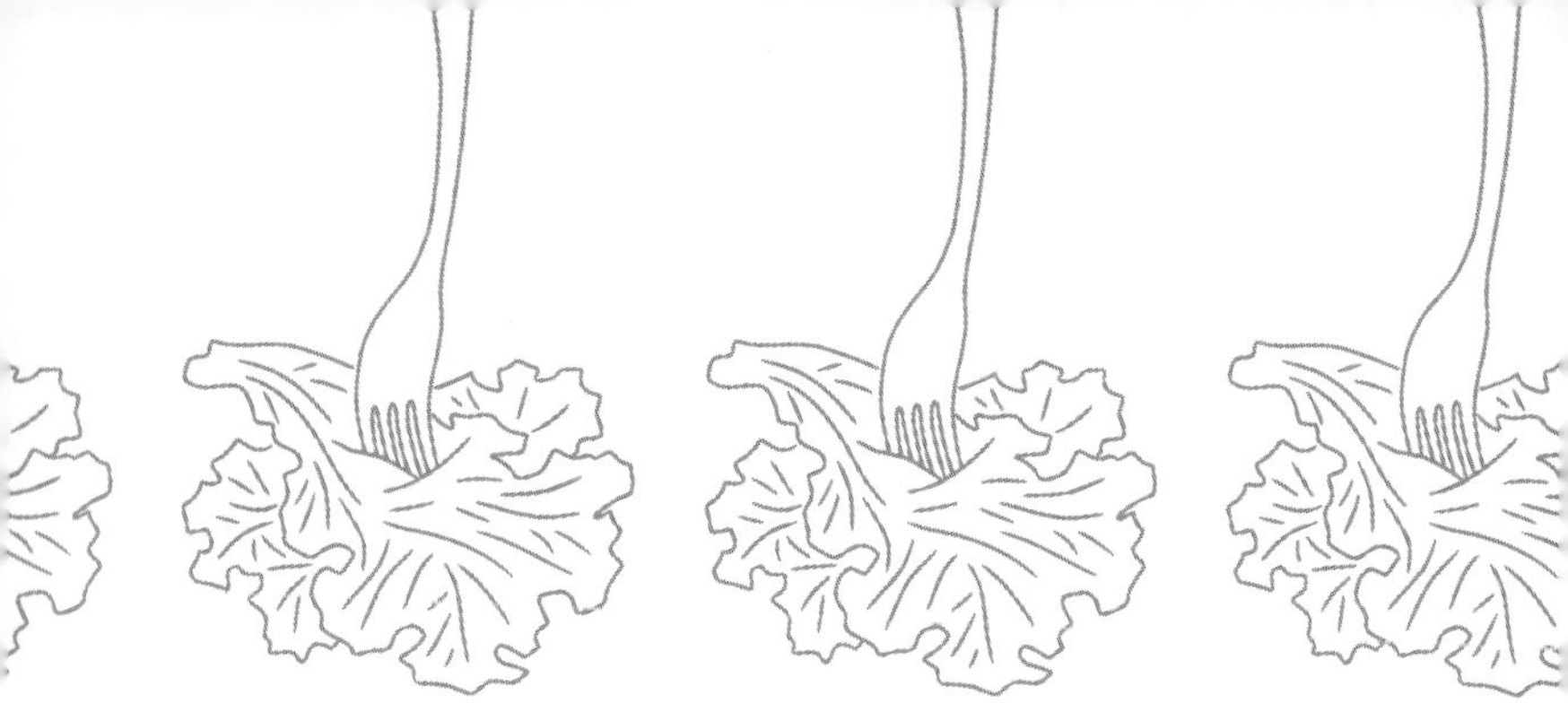

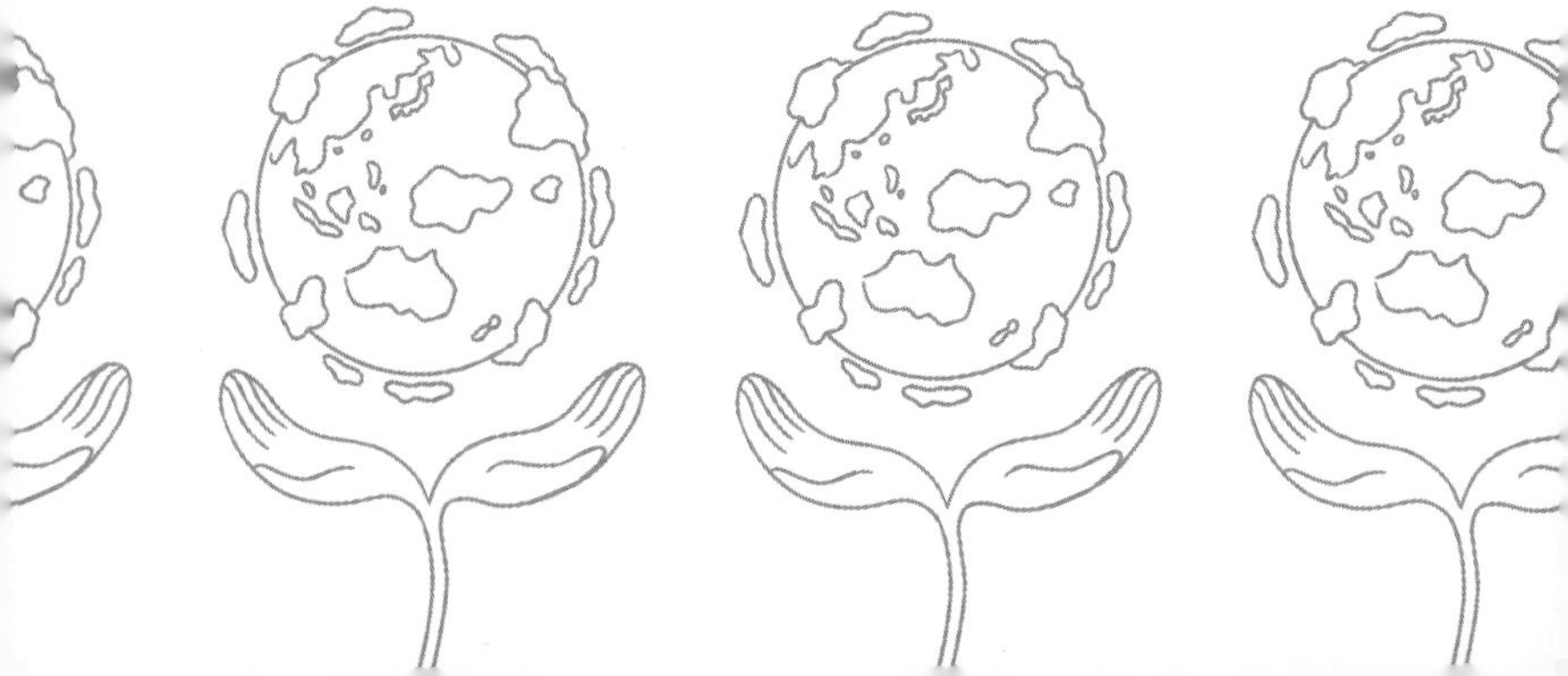

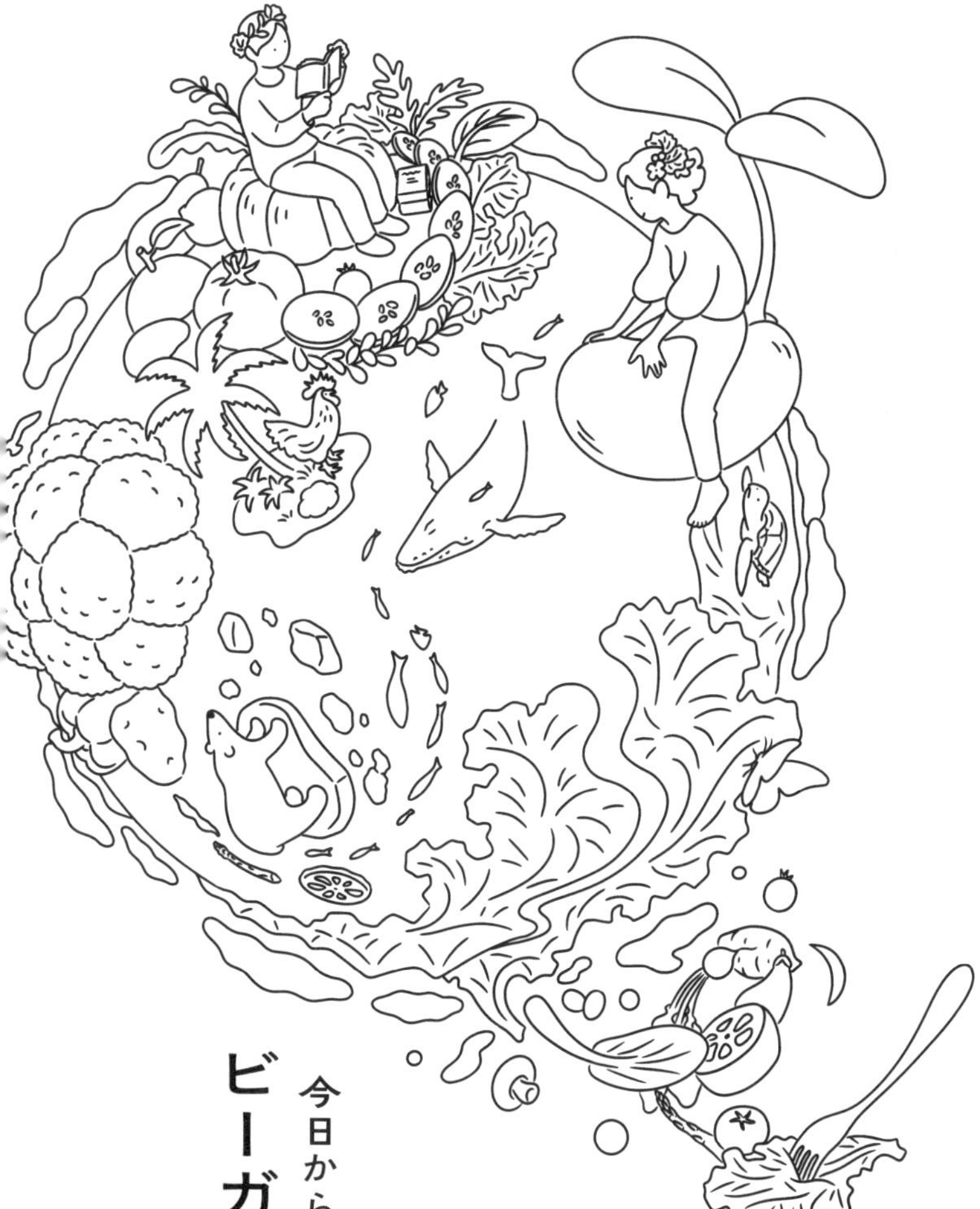

今日からはじめる

ビーガン生活

井上太一

AKISHOBO

はじめに

みなさんは、「ビーガン」と聞いていったいどんなことを想像しますか。
ヘルシーな食習慣？　でも、ベジタリアンとどうちがうの？
大豆ミートを食べるアレでしょ？　欧米のセレブに最近人気とか……
いろんなイメージが浮かぶでしょうが、答えはとてもシンプルです。
動物性の食品・衣服・その他を消費する暮らしから距離を置いて、
すべての生命に対し非暴力的な生き方を選択した人々——
そうした人々を総称して「ビーガン（Vegan）」と呼びます。
ベースにあるのは、動物たちのため、地球のため、そして自分自身のために、
身近なところから生活を見直してみよう、という考え方です。
興味はあるけど、どうしていいかわからない。
肉も魚介類も、卵も乳製品も食べない暮らしって、いったいどんなものだろう。

ちょっと興味はあるんだよね。正しいことをしたいし。でも少し不安……

そんなふうに感じる気持ち、よくわかります。

そこで、この本ではビーガンの暮らしをはじめるための生活術を紹介していきます。

私自身のケースを振り返りながら、ビーガンを選択したときに生じる心の変化や、

思わぬところでぶつかる壁などについてもお話ししたいと思います。

日々の買い物から、身近にいる非ビーガンの人たちとのつきあい方まで、

ビーガンとして暮らすうえで行き当たる出来事、問題を取り上げながら、

その解決策をいっしょに探っていきたいと思います。

すでにビーガン料理などを試したことがある方はもちろん、

興味はあるけど、どこから手をつければいいかわからないという方にも、

ぜひ手に取って、ページをめくっていただけたら幸いです。

井上太一

プロローグ

「すみません、動物性のものは食べないことにしているので……」

「あ、もしかしてビーガンの方ですか？」

「そうです！　ビーガン、ご存じなんですか」

最近、こんな会話をすることが増えてきました。

少し前まで誰も知らなかった「ビーガン」という言葉は、いまや流行語、というより日常語になろうとしています。とりわけ食品業界ではビーガンのことがよく知られ、身近なスーパーにもビーガン関連の食品が並びはじめました。テレビでは折に触れビーガン関連の特集が組まれ、芸能人のなかにもビーガンの生活スタイルを取り入れる方がちらほら現れつつあります。

ビーガンとは何でしょうか。一般的にはなんとなく、動物性食品を食べない人、というイメージがあるかもしれません。大事なポイントはそれで合っているのですが、そうすると、昔から知られていたベジタリアンといわれる人たちとビーガンとでは、何がちがうのでしょうか。

また、ビーガンはなぜ動物性食品を食べないのでしょうか。

動物利用への反対

大きな特徴として、ビーガンとは**動物を利用する営みから距離を置く人**、といえます。たとえば肉や乳製品などの畜産物は、動物を利用することでつくられます。毛皮やウールの服もそうです。またシャンプーや洗剤、化粧品のなかにも、動物実験をおこなって安全性を検査したものがあります。動物園や水族館、サーカス、競馬など数々の娯楽も動物を利用します。

ビーガンはそうした営みから距離を置くので、自分がそれに参加しないのはもちろん、それにお金を投じることもしません。したがって第一に、ビーガンは肉や卵や乳製品を避けます。ゼラチン、かつおだし、蜂蜜のような動物成分が入った食品も同様です。加えて、毛皮やレザーやウールの服も買いません。動物園や水族館にも行きません。化粧品や日用品は買いますが、動物実験をしていないもの、動物成分が入っていないものを選びます。

ベジタリアンは肉を食べない人全般を指しますが、卵や乳製品を摂取する人やレザーグッズを身に着ける人も含むので、ビーガンとは異なります。

なぜビーガンは動物製品や動物娯楽を避けるのでしょうか。

それは、**動物たちの生を尊重したいから**です。ビーガンは、動物たちが人間の食べものや衣服、実験材料、あるいは娯楽の道具にされてはならないと考えます。動物たちには動物たちの生き方があり、それを人間の思惑《おもわく》で否定することは間違っている、と考えます。自分の食欲や退屈を満たすために、動物に負担や犠牲を強《し》いたくない、と考えるのです。ビーガンが動物を利用する営みに関わるまいとするのは、動物たちのためにほかなりません。私たちと動物たちの関係をより良いもの、平和的なものにする、それがビーガンのめざす生き方です。

ちょっと待って、という声が上がるかもしれません。

肉をつくるために動物を殺さなければならないのはわかるけれど、畜産農家の人たちはそれまでのあいだ動物たちを大切に世話するのだから、その営みをまるで動物虐待のようにみなすのはおかしいのではないか、と。まして、動物園や水族館が動物たちの生き方を否定しているなんて、と思う人もいるにちがいありません。

多くの人には、こうした施設の動物たちは幸せに暮らしているように思えるかもしれません。しかしビーガンの見方はちがいます。これについては、のちほど考えてみたいと思います。

脱搾取《だっさくしゅ》という考え方

ビーガンという言葉は一九四四年につくられ、その立場はビーガニズムと名づけられました。この概念をつくったイギリスのビーガン協会は、ビーガニズムをこう定義します。

「**ビーガニズムとは衣食その他、あらゆる目的による動物の搾取と虐待を、現実的で可能なかぎり暮らしから一掃しようと努め、ひいては人間・動物・環境のために、動物を使わない代替選択肢の開発と利用を促す哲学と生き方である**」

英語辞典を調べてみると、搾取（exploitation）という言葉はおおよそ、誰かを不当にあつかって利益を得ること、とあります。ですので、ビーガンの立場を噛《か》み砕いて説明すれば、こんな感じになるでしょうか。

「衣食のためであれ、ほかの目的のためであれ、ビーガンは動物を不当にあつかって利益を得たり、虐待したりすることに反対し、可能なかぎりそうした営みと関わらない生活を送ろうとする。さらに、人間と動物、環境のことを思い、動物を使わない商品やサービスを社会に広めようとする」

ビーガニズムは「完全菜食主義」と呼ばれることもありますが、菜食はビーガンがおこなう基本的な実践ではあっても、それ自体が目的ではありません。搾取からの脱却が本来の目的なので、**正しくは「脱搾取」**と理解するのが適切でしょう。

動物の搾取や虐待に加担しないことはビーガニズムの基本です。けれども、それだけではありません。ビーガン協会が人間や環境のことに触れているように、ビーガニズムは広い意味での非暴力に通じます。世界には数多くの暴力があり、それらは私たちの生活と複雑に絡み合っているからです。

知らない人には驚きかもしれませんが、肉食は動物を殺すばかりでなく、人々の土地を奪い、飢餓を生み、森林を損ない、水や空気や土壌の汚染を引き起こし、地球温暖化を進めるなど、果てしない暴力と結びついています。したがってビーガンは動物利用だけでなく、このような人権侵害や環境破壊の暴力にも反対します。

動物商品以外でも、さまざまな問題をはらむものは存在します。

多くの食品に含まれているパーム油を考えてみましょう。パーム油はパーム椰子《やし》からつくられる植物油脂で、東南アジアではこの椰子を栽培するために広大な熱帯雨林が破壊されています。食品の原材料一覧に何の但《ただ》し書きもなく「植物油脂」や「ショートニング」と書かれていれば、それはほぼパーム油であるとみて間違いありません。私たちがそうした食品を日常的に買えば、パーム油はよく売れるということになって、生産者はさらに森林を破壊しパーム椰子の栽培地を広げるでしょう。結果、森に暮らす人々や動物たちは生きる場を奪われます。

バナナやチョコレートやコーヒーにも同じようなことがいえます。よく知られているように、こうした嗜好品の多くは現在もなお、児童労働や奴隷労働によってつくられています。多くのビーガンはこのような多岐にわたる暴力と向き合い、それらに手を貸さないよう、可能な範囲で自分が買うものを厳選しようとします。

こうした行動は、環境や人権に配慮した従来のいわゆる倫理的《エシカル》消費とも似ていますが、ビーガンの独特なところは、倫理的な配慮のまなざしを人間とその生活環境だけに絞らず、より広く人間以外の生命にまで向けることです。

人間中心主義を乗り越えた倫理観――つまり、人間への配慮が大切なのは当然として、人間以外への配慮もそれに劣らず大切であるという考え方が、ビーガンの行動を貫いています。

そして、ある商品の背後につらい思いをしている人々や動物たちの犠牲があるなら、ビーガンは自分にわかるかぎり、そして可能なかぎり、それを買うことを避けようとします。

新しい生き方との出会い

このような話をすると、ビーガンは〝あれもしない、これもしない〟といった禁欲的な人たちで、どこかネガティブな生き方を自分に強いているように感じられるかもしれません。

けれども、それはちがいます。みずからの思考と選択と創意工夫によって、暴力的な暮らしを非暴力的な暮らしへ改めていくことは、**自分に制限をかけるというより、新しい視点に立って生活する**、といったほうが正しいように思います。

これは、ちょっとつらいように見えて、実際のところはそうでもありません。

ハンバーグが食べたければ、ひき肉の代わりに豆腐や大豆ミートを使えばよいのです。レザーの服を買わなくても、お店に行けばスタイリッシュな合皮の服がいくらでもあります。

こうして今までの習慣を見直し、非暴力的な暮らし方を模索する努力は、動物たちや人々の犠牲を減らすばかりでなく、私たち自身の人生をも充実したものにしてくれます。

ビーガンとして生活していると、これまで知ることもなかった新しい食材や料理に出会い、思いもしなかった余暇の過ごし方も見つかるにちがいありません。非暴力の暮らしは気づきと喜びに満ちています。

＊

この本はビーガニズムを理解し、実践するための入門書です。

日本におけるビーガニズムの関連書籍といえば、菜食料理のレシピ本が数多く出版されてきました。そうした本はビーガニズムの基本である菜食生活を送るためにとても役立ちます。また、数は少ないですが、動物利用に反対する正義としてのビーガニズムを解説した本もあります。ビーガニズムは生活スタイルであると同時に、脱搾取・非暴力の哲学でもあり、この二つはコインの両面のような関係をなしています。なので思想的な面を考えてみることにも大きな意義があります。

一方、これまであまり語られてこなかったのは**ビーガンとして生活するためのノウハウ**です。ビーガニズムに共感して、いざ自分がそれを実践しようと思っても、多くの人は何からはじめればよいのかがわかりません。とりわけ食の面を考えると、ふつうの食生活ではほとんどの料理に動物性の具材や調味料を使いますし、お店へ行っても動物性食品ばかりが置いてあるので、それを全部なくす、あるいは避ける、というのはとても難しく思えるでしょう。

海外ではビーガンになるためのマニュアル本のようなものが出版されていますが、日本の状況に合わない内容も多く、翻訳したとしても少々不便です。そこでこの本では、日本に暮らすふつうの人がビーガンになろうとしたとき、どう生活を変えていけばよいか、というテーマを重点的にあつかいます。

ビーガニズムを実践するにあたっては、**〝なぜ実践するのか〟**とともに**〝どうやって実践するのか〟を知ること**が欠かせません。ビーガニズムに興味のあるすべて人たちに、この両面を少しでもわかりやすく説明してみたい――それが、この本で私がめざす目標です。

それではここで、本書の構成をご紹介しましょう。

PART01ではイントロとして、ビーガンのひとりである私（**筆者**）**の歩みを紹介します。**変わりばえのない人生を送ってきた私が、どんないきさつを経てビーガンになったかを語ることは、これからビーガンになろうとする人々にとって、何かしらの参考になるのではないかと思います。

PART02では、ビーガニズムの土台となる動物利用の問題についてお話しします。この問題についてはいろいろな書籍やメディアで詳しく知ることができるので、本書では要点を絞って解説したいと思います。ビーガンとして生活するうえでのガイドライン的な情報です。

PART03では、いよいよビーガニズムの具体的な実践に迫ります。ビーガンになったからといって生活のパターンが急に大きく変化することはありません。しかし買い物や料理など、何気ない場面で工夫が必要になるのは確かです。そこで、食の話題を中心とした日常の生活術を紹介します。これはこの通りにしなければ、というものではなく、あくまでビーガン生活を楽にするためのヒントと考えてください。

PART04では、ビーガンになった人がよく直面する人間関係の悩みをあつかいます。現在の日本では動物商品を消費することが当たり前とされているので、ビーガンは周囲の人々と関わるなかで、悪くするとトラブルになりかねない場面にも遭遇します。それらのケースを取り上げ、どのように解決を図っていくのがよいかを考えてみるのが狙いです。

締めくくりとなる**PART05は、ビーガニズムを広めるための活動について。**搾取や暴力をこの世界からなくしたいと願う人々は、自分ひとりで倫理的な生活に努めるだけでなく、みんなでその課題に挑むことの大切さを感じるようになります。ビーガニズムの輪を広げるためには、どのようなことを踏まえ、どのような戦略を用いればよいか――これが本書で最後に考えたいテーマです。

この本を手に取ってくださった方は、何らかのきっかけでビーガニズムに興味を持たれたのだと思います。健康になりたい、環境のことが気になった、動物がかわいそう……そのきっかけに正解、不正解はありません。

この本が、そんなみなさんにとってビーガニズムを正しく理解し、ビーガンとしての暮らしを満喫するうえでのささやかな助けになることを願っています。では、はじめましょう。

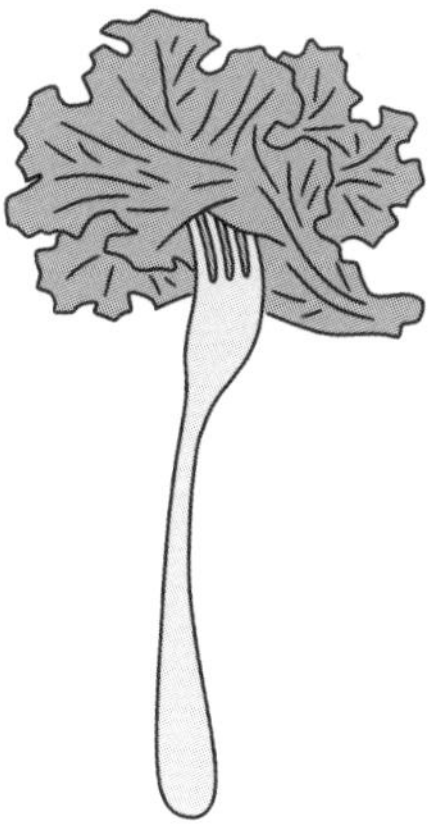

CONTENTS

PART 01

私がビーガンになるまで

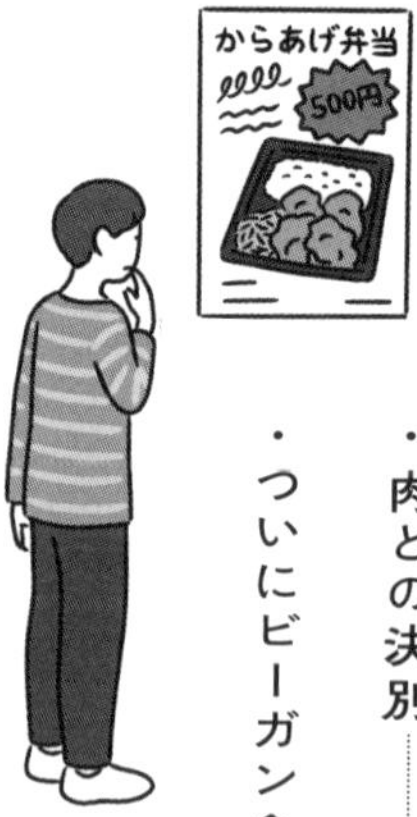

PART 02

動物利用の問題を考える

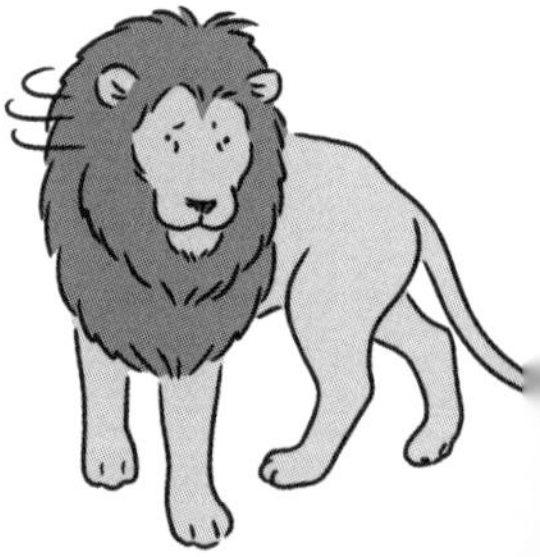

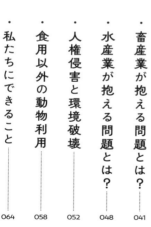

PART 03

ビーガン生活ことはじめ

PART 04

ビーガンの世渡り術

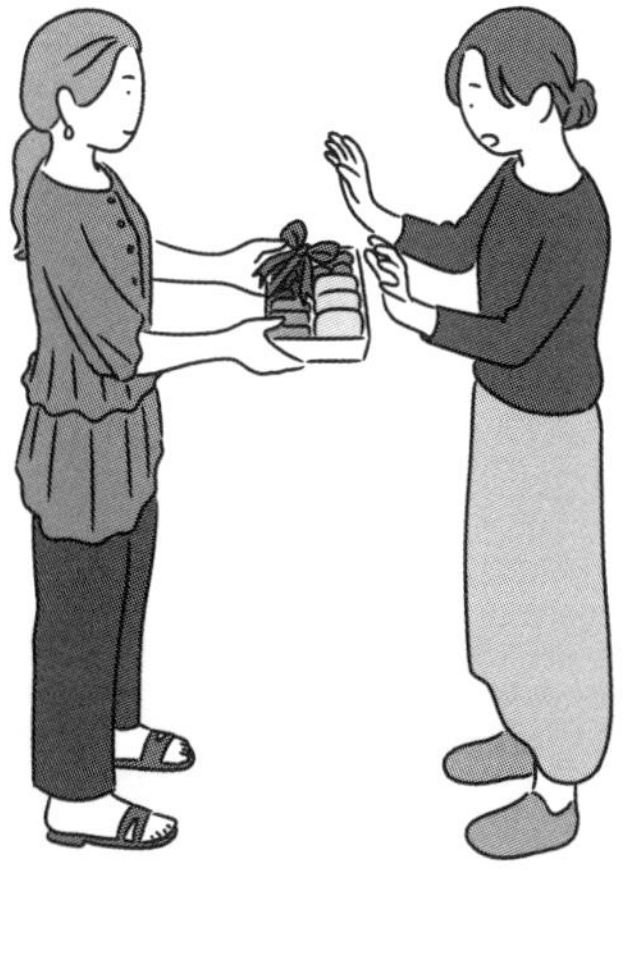

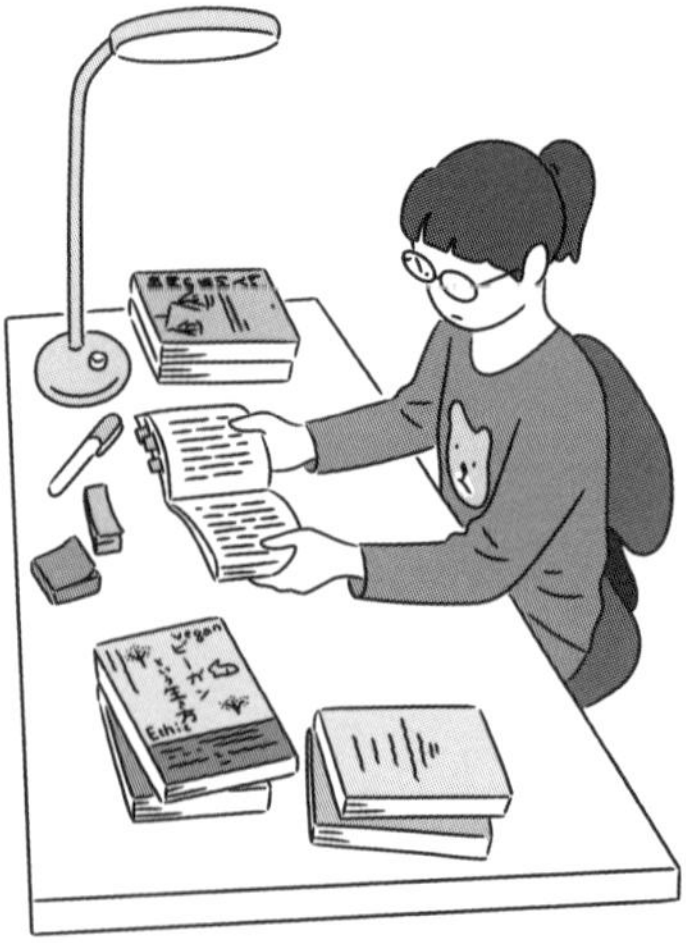

PART 05

ビーガニズムの輪を広げるために

ビーガンQ&A

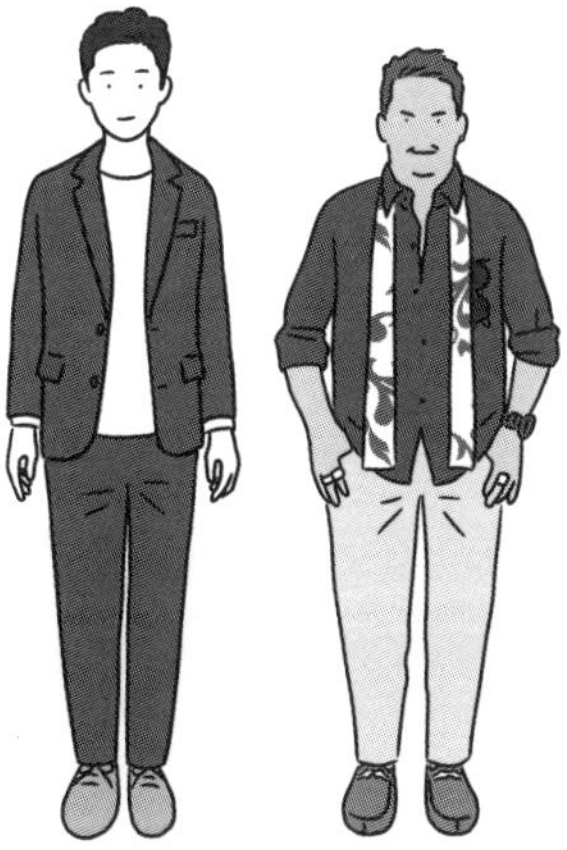

さらに学びたい人のために

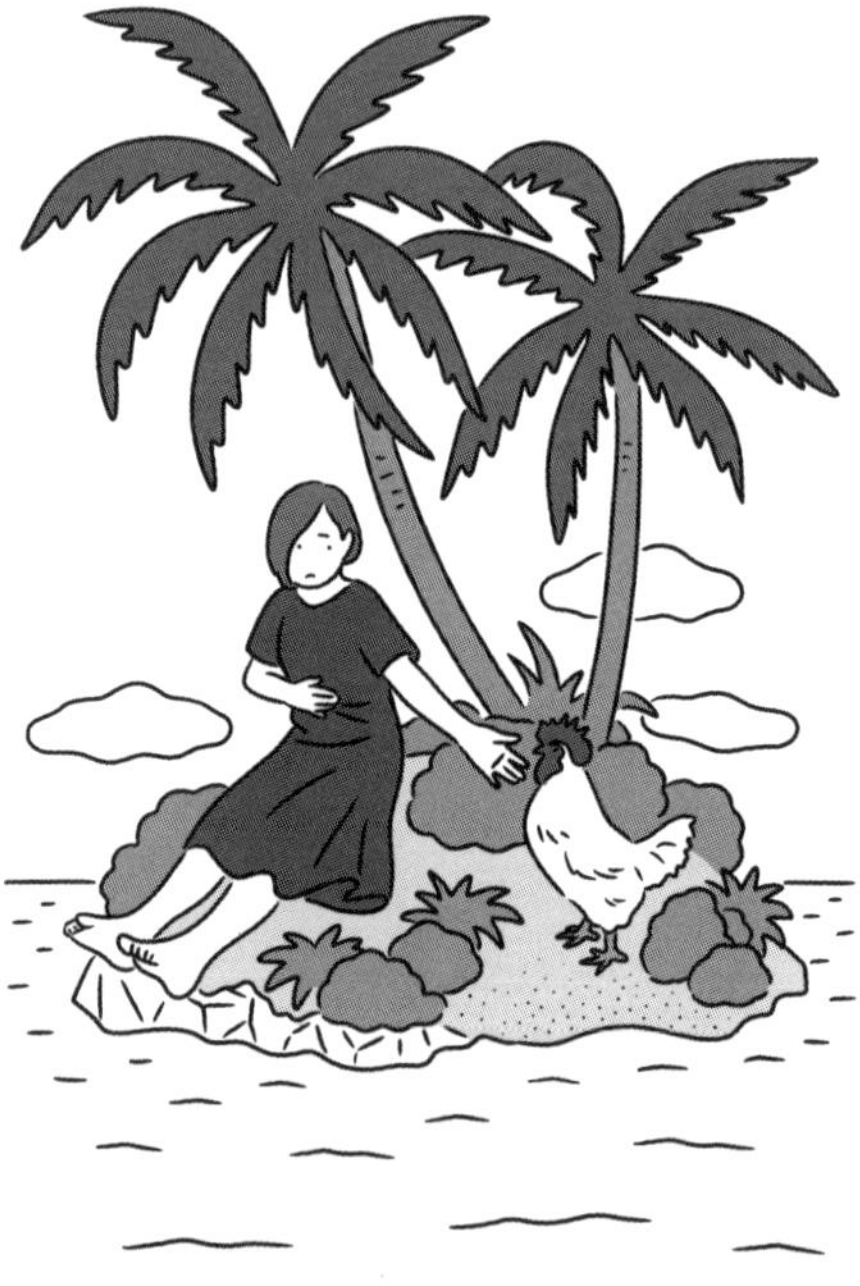

PART 01

私がビーガンになるまで

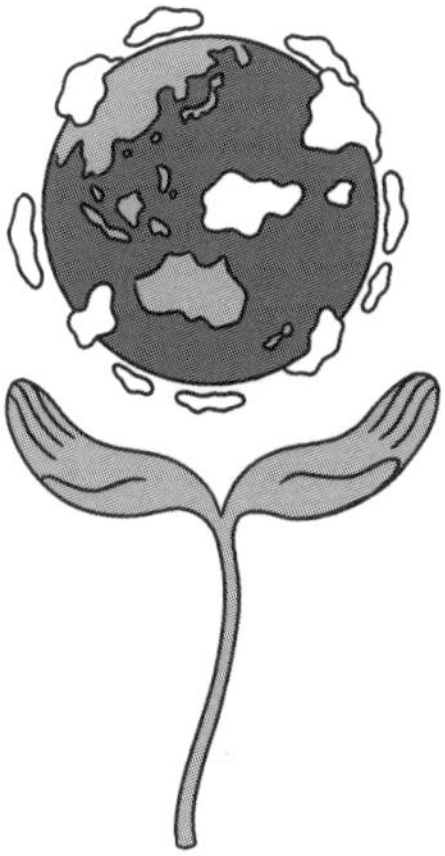

ビーガンはほかの人々の目には、まったくちがう世界に生きている人間のように映るかもしれません。あらゆる動物商品を避ける生活などというと、実践したことのない人々には、途方もないように感じられるでしょう。考え方には共感するけれど、自分にはできそうもない、という声も聞こえそうです。

けれどもそんなことはありません。ビーガンのなかには、もともと鋭い感性を持ち、動物たちの苦しみを知ってすぐに生活を変えたという人もいますが、**ほとんどの人は超人でも禁欲主義者でもなく、普通の感覚の持ち主で、時間をかけつつ雑食者からビーガンへと変わっていきます。**

かくいう私もそうでした。そこでまずは、ビーガニズムを少しでも身近に感じてもらうために、私がビーガンになった経緯を語っておきたいと思います。どこにでもいる平凡な雑食者だった私が、どのようにしてビーガンになったかを記すことは、「異質な世界に暮らすビーガン」というイメージを改めるうえで、多少の意味があるでしょう。今となっては思い出せない部分もありますが、動物観に関わるエピソードを中心に、これまでの歩みを振り返ってみます。

何も知らなかった頃

私は一九八四年に千葉県で生まれ、物心がついたときには東京に住んでいました。小学生の頃に両親が離婚した関係で、母と愛媛県に移り住み、大学受験を終えた際にふたたび母ともども東京に戻ってきました。

幼い頃はよく外で遊び、虫やトカゲやザリガニの採集を楽しむなどしていました。ペットも飼ったことがあります。兎《うさぎ》や亀、インコ、熱帯魚、それに無料で譲り受けた犬も飼いました。もっとも、当時の私は、今からすれば飼い主失格というような飼い方をしていて、この動物たちには本当に申し訳ないことをしたと後悔しています。

また、子供の頃から生きもの図鑑を眺めたり、自然ドキュメンタリーを観たりすることも好きでした。こうした経験のなかで、おそらく普通の人々と同じ程度に、自然や動物への愛着が育ったと思います。

大学を終えるまでの私は、倫理的な生活などまったく考えたことがありませんでした。好きな食べものは肉料理でしたし、大人になっても動物が見たくて動物園や水族館によく訪れました。

ただ思い返してみると、高校を終えたばかりの頃に一度、ある動物擁護論者のブログを目にしたことがあり、動物たちの残忍なあつかわれ方を書きつづった記事や、動物擁護への反論に答えた投稿などを読んで、強く胸を打たれた経験があります。ブログの文章は非常に攻撃的なものでしたが、私は妙にすんなりとその訴えを受け止め、この人の言っていることは筋が通っている、と感じました。捕鯨だったか肉食だったか、ともかくこれこれの動物搾取は文化だ、という反論に対し、ブログ主がさまざまな人間迫害の歴史を引き合いに出して「**悪い文化は滅びるべきなのです**」と答えていたことが印象に残っています。なるほどそうか、と目から鱗《うろこ》が落ちました。

環境問題への目覚め

シロクマの運命

それから社会人になっても、家ではときおり夕食の前後などに自然ドキュメンタリーを見ることがありました。二〇一〇年頃、テレビで『アース』という映画を観たのが、ひとつの転機になります。

この作品は、豊かな自然の営みを美麗な映像で紹介しつつ、地球温暖化に悩まされる動物たちの姿を映し出していました。最後の場面ではシロクマが海を泳ぐのですが、カメラを引いていくと、クマの周囲に浮かぶ氷はバラバラに砕けていて、あたり一帯、どこにも上陸できそうな場所がないことがわかります。

後で知ったところでは、シロクマは何キロメートルもの距離を泳げるということだったので、もしかしたら映画のクマもその後、陸地を見つけたのかもしれません。しかし当時の私は、見渡すかぎり休める場のない海を泳ぎつづけるシロクマを見て愕然《がくぜん》としました。

振り返ってみれば、それまでにも私は図鑑を通して、ドードーをはじめ、多くの生きも

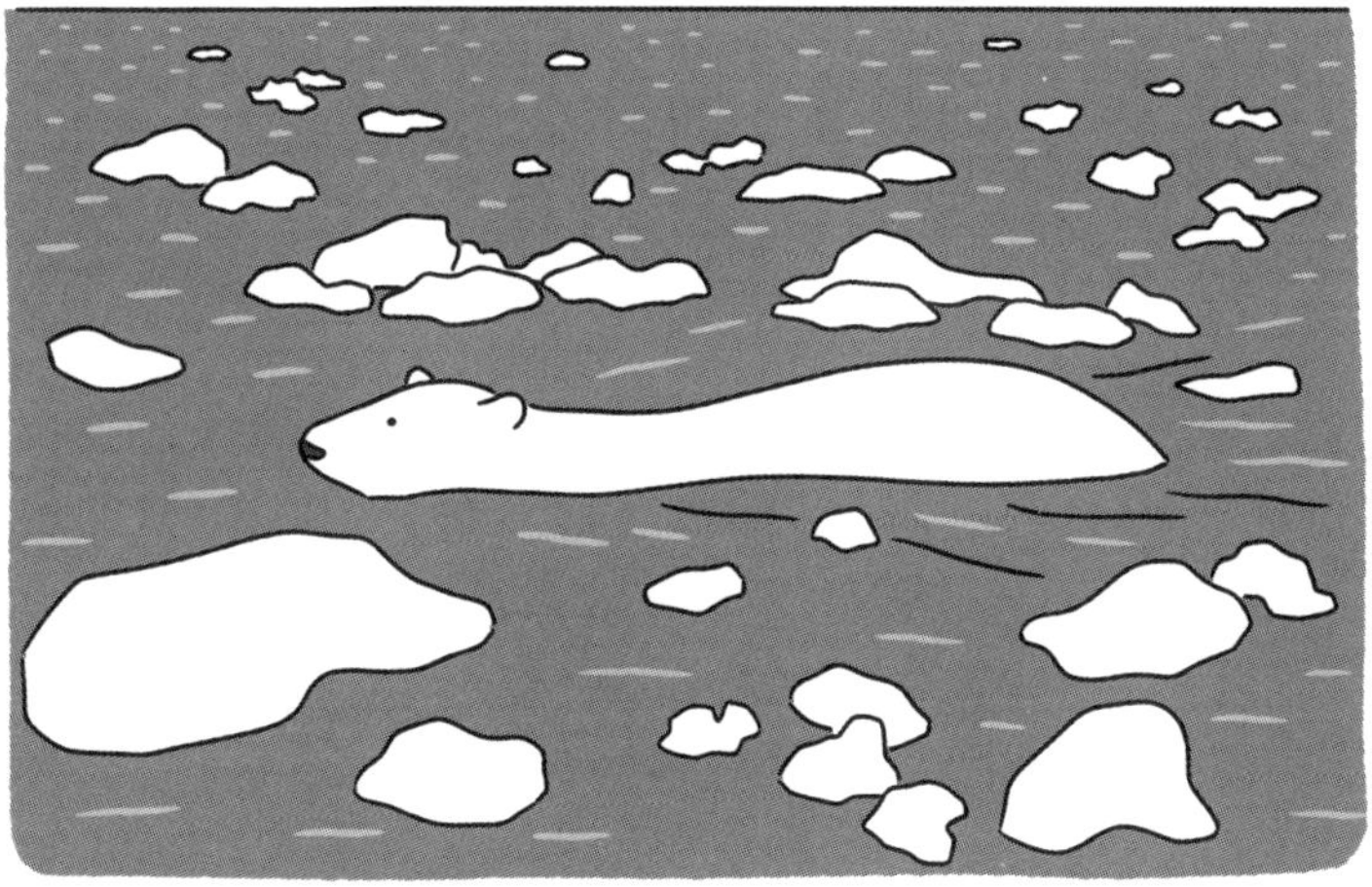

のたちが人間のおこないで滅んでいったことを学んでいました。捕鯨がさかんだった頃、科学者たちは再三にわたって鯨類の絶滅危機を警告したにもかかわらず、各国が問題に向き合わなかったため、クジラたちが回復困難なまでに数を減らしてしまった、という話も読んだことがありました。そうした歴史を知るたびに、人間は何と愚かな生きものだろう、と怒りを覚え、やりきれなさを感じたものです。

ところが『アース』を身終えて、いざ自分の身を顧《かえり》みてみると、私は何もしていません。そこで思いました——今もなお、地球の生きものたちは人間のおこないに苦しめられ、消滅に追いやられている。そして今もなお、さまざまな人が再三にわたって地球の危機を警告している。そんななかにあって、その訴えに耳を貸さず、今までどおりの生活を続け、生きものたちが姿を消した後になって人間の愚かさをなげく、なんてことをしていたら、自分こそ最大の愚か者じゃないか、と。

これではいけない、と強く意識した瞬間でした。この気づきをきっかけに、なるべく環境を壊さない生き方を心がけようと決意し、母とそのことについて話し合いました。**三日坊主で終わるかもしれないけれど、やらないよりはマシだろうから、とにかく続けられるだけ続けてみよう**、という考えでした。シャワーや電気の節約、それにマイバッグの使用をはじめたのは、この時期だったと思います。

また、『アース』を見て以降、私は環境問題を集中的に勉強しました。これは現在の仕事にもつながる貴重な知識習得の時期となりました。ただ、環境問題をあつかった本のなかで語られる「このままでは環境の悪化によって人類の存続までが危ぶまれる」といった議論にはどうにもなじめなかったことを覚えています。

当時の私は、人類が自業自得《じごうじとく》で滅びることはどうでもいい、そうではなく人類の愚行のせいで追い詰められる他の生きものたちがかわいそうだからこそ環境問題を解決しなければいけないんだ、と考えていました。これも実は、環境破壊の大部分が豊かな人々の暮らしによるもので、それが貧しい人々を追い詰めている、という構造を顧みていない点で問題のある考え方だったのですが、そうした世界の複雑さを学んだのはもっと後のことでした。

いずれにせよ、このときに私は、今こうしているあいだにも環境は損なわれ、地球上の生きものたちが追い詰められているという危機感を強めました。この意識は以後、頭を離れなくなります。

マグロたちの苦境

次の転機もドキュメンタリーがきっかけでした。『ＢＢＣ ＥＡＲＴＨ《アース》』という大型の自然ドキュメンタリー企画があり、その「サウス・パシフィック」というシリーズの最終回にあたる「消えゆく楽園」というエピソードで、漁業による海の破壊が取り上げられていたのです。

番組では、釣りざおで捕らえられたカツオたちが次々と甲板《かんぱん》に打ちつけられて体を損なわれる様子や、大きな漁網で捕らえられたマグロたちが、網目から必死に逃れようとしつつも逃れられず、ぐいぐいと引き上げられて死んでいく様子が克明に映し出されていました。

効率化した漁業によってマグロ類が絶滅の危機に瀕《ひん》していると知ったのに加え、このむごい漁獲の現実を目の当たりにして思ったのは、なにも絶滅しそうな生きものを食べる必要はない、**食べものならほかにいくらでもあるじゃないか**、ということでした。そこで今後はマグロを食べるまいと決め、大好きなシーチキンも諦めることにしました。これが食の見直しの第一歩となります。

いざマグロを避けようとしてみると、思いのほかいろいろなところにツナが使われていると気づき、スーパーを歩いては、あぁ、もうこれも食べられないのか、と落ち込むことが増えました。しかしそれでも、私のなかでマグロがかわいそうという気持ちが勝っていたのは、さいわいなことだったといえるでしょう。

肉との決別

不幸せな豚たち

いよいよ肉食を考え直すことになったのは、豚のドキュメンタリーを見たのがきっかけです。もともと生きものとしての豚が可愛らしいと思っていたところ、ナショナル・ジオグラフィックの番組で、屠殺場《とさつじょう》行きのトラックから脱走した二頭の豚が逃げのびて保護されるまでの過程を追ったドキュメンタリーがありました。番組では二頭の脱走劇の合間に、豚にまつわる雑学が挟まれていましたが、そのひとつは豚たちの現状を語るものでした。

ここで私ははっきり、食用とされる動物たちの現状を見たことになります。豚たちは体の向きも変えられない檻《おり》に閉じ込められ、人工授精で妊娠を強いられているなど、つらい現実を突きつけられました。しかしここから目をそむけるのは人間として最低だと思い、我慢しながら直視を続けました。

また一方、自分の内心をよくよく見つめてみると、**私はすでにこれを知っていた**、と認めざるを得なかったのも事実です。これは間違いありません。食用とされる動物たちがこの上なく痛ましい生涯を送っていることを、私は確かに、どこかで学習していたのです。

本当に知らなかったこと、そしてそれゆえに衝撃だったことは、豚たちが劣悪な環境で互いを傷つけないよう、幼いうちに歯を切られるという事実でした。金属の床にうずくまった不幸そうな子豚の姿は、今でも脳裏に焼きついています。

長かった迷いの時期

けれども、豚のドキュメンタリーを見てすぐに肉を手放そうという決心はつかず、しばらくのあいだは「残さず食べる」ということに努めていました。幼い頃から食べものを粗末にしないよう教えられて育ったので、食べ残しをすることはほとんどなかったのですが、豚のドキュメンタリーを見て以降は、どんなに細かなものも、食べられるかぎりは食べ尽くそうとしました。魚なら骨以外は全部食べる、エビなら肢《あし》も尾ビレも食べる、というように。

あるとき、母は食後に手を合わせ、長いあいだ、死んだ命に黙禱《もくとう》をささげました。それを見て私も、食卓に並ぶものにありがたさとも申し訳なさともつかない思いを抱くようになりました。

しかし、そんな生活を続けながらも、**自分が矛盾しているという感覚**はなくなりません。私は肉が大の好物で、それを手放すことは決してしたくなかったのですが、ある日とうとう、肉をやめてみたい、と母に伝えました。母はすんなり「あぁいいよ」と言い、冷蔵庫の肉を食べ終えたときから、わが家で肉なし生活がはじまりました。記憶が正しければ二〇代中頃の冬のことです。

あとで聞いたところでは、母は私がいつかそれを言うのではないかと思い、そのときを待っていたという話でした。豚肉、牛肉、鶏肉、それに魚肉もやめました。わが家の感覚では、陸の動物と海の動物にちがいはありませんでした。この肉なし生活もやはり、三日坊主でいい、やらないよりはマシ、という気持ちからはじめたことになります。

最初の変化

恥ずかしながら私はこの時点まで台所に立ったことがなく、肉をやめようと思い立ってからも当分のあいだは母が料理をつくっていました。正直、肉のない食卓は初め、味気ないものでした。代替品を使うという発想がなかったため、家では今までの料理からただ肉を取り除いたものが並びました。たとえば白菜の煮物であれば、それまでは肉が入っていたのですが、いまやただ白菜があるのみです。糸こんにゃくが入っても物足りません。が、これも自分が決めたことだと思い、文句は言うまいと心に決めていました。

しばらくそんな生活をしているうちに、**油揚げを使うと料理がおいしくなる**ことに気づきました。肉の代わりに油揚げを入れてみると、煮物も炒め物もずっと味が引き立ちます。思わぬ代替品の発見でした。夏が来ると野菜の種類も増え、好物だった天ぷらのほか、さまざまな料理が並んで食卓の彩《いろど》りも豊かになりました。一方、外食をするときには店員さんに頼んで料理から肉を取り除いてもらいました。

やがて肉のない食卓にも慣れ、普段は肉を欲さなくなりましたが、お腹がすいたときに

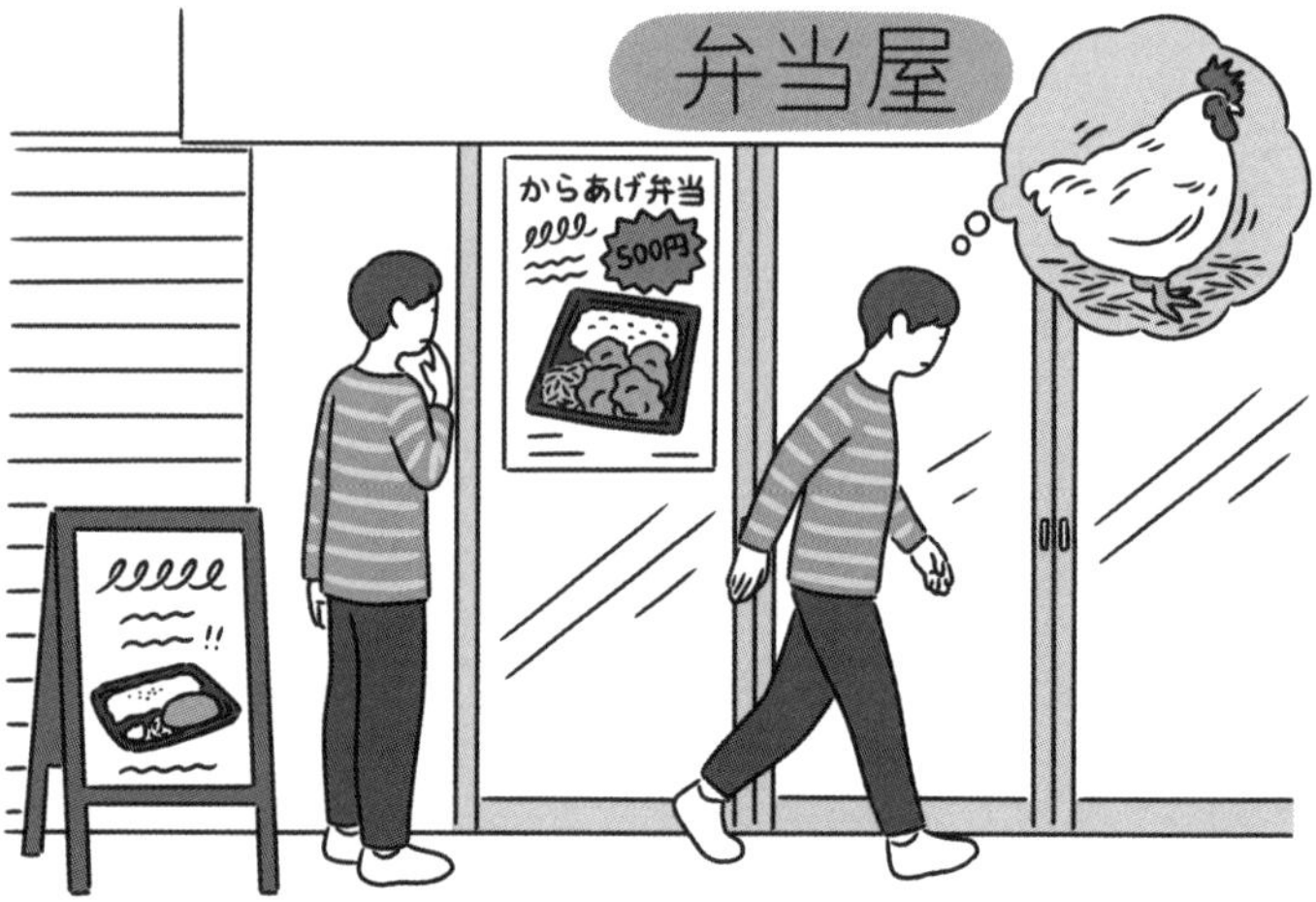

レストランや弁当屋の前を通りがかると、そこに貼り出された肉料理の広告が目に入って、おいしそうと思うことがよくありました。けれどもそこで誘惑に負けなかったのは、菜食に挫折するのが格好悪く思えたということもあったでしょうが、それより何より、罪悪感がとてつもなく大きかったからです。

私のなかでは、**肉を食べるということが、すでに積極的な加害行為、あるいは動物たちへの裏切り**と意識されていました。それをわかってふたたび肉食に戻ることは、どうしてもできませんでした。

ついにビーガンへ

卵と乳製品を断つまで

肉なし生活をはじめたあとも、乳製品と卵はしばらく消費していました。パンに塗るのは基本的にマーガリンでしたが、冷蔵庫には親戚が送ってくれた大量のバターがあり、貴重に思って惜しみ惜しみ使っていました。コーヒーが好きだったので、粉ミルクもよく利用しました。卵は平飼いのものを買っていましたが、あるとき、母が放牧卵の広告を見つけ、こういうところのものだったら食べてみたいということで、少々遠くのお店まで行って放牧卵を買うようになりました。酪農業や採卵業の残酷な現実は、このときにはまだ知りませんでした。

しかし卵のためにわざわざ車を走らせるのも面倒になり、結局、放牧卵はほどなくして買わなくなりました。かといって、平飼いの卵はそれより良くないと薄々わかっているので、再び手に取る気にはなれません。というわけで気がついてみたら、わが家の食卓からは卵がなくなっていました。

最後に残ったのは乳製品です。乳製品を断とうと思ったきっかけは何だったか、今となってはよく思い出せません。ただ、この頃には母も私もいろいろな本やドキュメンタリーを通して動物や環境や食品にまつわる問題を学んでいました。『いのちの食べかた』を皮切りに、『フード・インク』『ブルー・ゴールド』『キング・コーン』などの映画を立て続けに見た時期もありました。そんななかで**遺伝子組み換え作物の問題**に関心を抱いたことが、乳製品を買わなくなった大きな要因のひとつだったかもしれません。

当時、わが家は生協グループのパルシステム東京に属し、その遺伝子組み換え不使用と銘打った牛乳を買っていたのですが、後になってそれが遺伝子組み換え「不分別」、つまり事実上、遺伝子組み換え作物の飼料を与えられた牛の乳だと判明したのです。そのことで問い合わせをした際のパルシステムの対応が不誠実だったこともあり、牛乳の注文はやめることにしました。

続いて同社と提携する畜産業者の問題なども複数発覚し、畜産物全体に強い不信感を抱くようになりました（もちろん、パルシステムは間もなく退会しました）。こうしたことが重なった結果、冷蔵庫に残っているバターがなくなったら、乳製品とも縁を切ろうと決め、その通りになった、というのがおおよその経緯だったと思います。

こうして、母と私は晴れてビーガンになりました。それがいつのことだったか、年月が経ってわからなくなっていたのですが、携帯電話に手がかりがありました。

環境問題に関心を持ちはじめてからも、私はときおり動物園や水族館に足を運び、携帯電話でよく動物を撮影していたのですが、その写真が二〇一二年の一二月まででパッタリなくなっています。ということは、おそらくこの時期に食卓から畜産物が消え、**動物を利用する営み全体への拒否感**が強まって、動物園や水族館へ行くのもやめようとの考えに至ったのでしょう。もともとそうした施設へ訪れたときにも、檻や水槽が狭くて動物たちがかわいそうだという気はしていました。

バターを消化しきったのが先か、動物園や水族館へ行かなくなったのが先か、はっきりしませんが、いろいろ考え合わせると、どうやら二〇一三年にはビーガンになっていたと考えてよさそうです。

ビーガン翻訳家としての歩み出し

当時派遣社員だった私は、ちょうど同じ頃に派遣切りに遭《あ》い、執筆に専念することとなりました。もっとも、このときに書いていたのは戯曲や小説でした。環境問題をテーマとする文芸作家になろうとこころざし、さまざまな資料を集めていたなかで、私の翻訳第二作となる『動物工場』の原書も取り寄せました。

ところが文芸作品のほうはどこに持ち込んでもまるで相手にされません。そこで考えた末に、確かな出版の意義があるとわかっている『動物工場』の翻訳に取りかかりました。その作業が終わるか終わらないかのうちに、翻訳第五作となる『菜食への疑問に答える13章』の原書も手に入れ、これを読んで初めて、私は卵や乳製品の倫理問題を知ることとなりました。学習を重ね、知識が深まるにつれ、**自分はビーガンになって本当によかった、**としみじみ思うことが増えました。

もうひとつ、私の動物観や生命観に大きく影響したこととして、二〇一三年頃から数年にわたって続けた**虫の観察**があります。初めは母がベランダで育てていた植物に子バエが湧いて大変なことになったので、糸聖《くも》――あの八本脚の生きものを、私はこう呼んでいます――を連れてこようという話が持ち上がりました。

そこで何匹かの糸聖を捕まえてベランダに放ったところ、二、三匹がしばらく住みつくこととなりました。その様子を観察していると、ほかにもベランダのあちらこちらに小さな糸聖が住みついていたことに気づきました。糸聖たちは網を張り替えたり、手づくろいをしたり、脱皮をしたりと、さまざまな行動を見せます。そのうち、もともとベランダの隅に住んでいたオオヒメグモという糸聖が卵を産み、大事にそれを抱えているところを目にしました。

また、山椒《さんしょう》の木に住みついたアゲハチョウの子が、ある日さなぎになるところも目のあたりにしました。生まれて初めて目にした光景です。こうしたことから、身近な生きものへの愛情と興味を深め、ノートとビデオカメラで観察記録を残していきました。

結局この習慣は、翻訳の仕事が忙しくなったことで中断してしまったのですが、糸聖を中心にさまざまな虫や他の生きものたちを見つめているうちに、どんな図鑑も教科書も語りつくせない生きものたちの奥深さ、その厳しさとはかなさ、計り知れなさを学びました。今から振り返っても、この数年は私にとってもっとも大切で、また幸せな時期だったと思います。

あとは学習と試行錯誤の積み重ねです。ビーガンになってからもいろいろな人や本に出会い、いろいろなことを知りました。無農薬栽培をしている農家さんと知り合い、収穫作業をさせてもらったのがきっかけで、自分もみずから収穫した野菜を調理したいと思うようになり、台所にも立つようになりました。今では母直伝の料理のほか、レシピをもとに自分なりの創作料理もつくります。かたや翻訳書の出版をきっかけに、動物擁護団体の人々とも交流するようになり、そこでさらにビーガニズムや動物搾取についてたくさんの知見を得ました。こうした経験はすべて、ービーガンである現在の私の思想と実践に生きていると感じます。

PART 02

動物利用の問題を考える

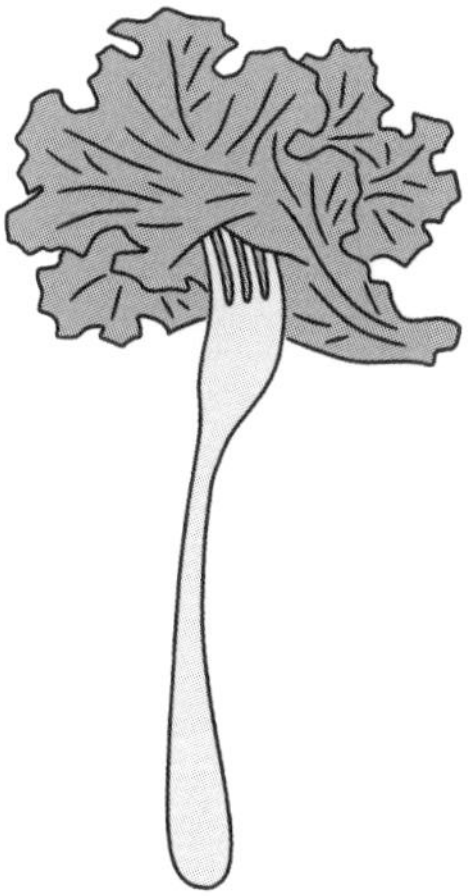

ビーガニズムは何といっても、動物利用にともなう問題を知り、動物を使った製品やサービス――以下、動物商品――を避けることからはじまります。そこでまずは、そもそもなぜビーガンとして生きるかを自分のなかではっきりさせるべく、動物利用の問題について理解しなければなりません。実態を見つめてわかるのは、動物利用の営みが動物たちを苦しめるだけでなく、より根本的な次元でかれらを不幸にしているという事実です。それに加え、私たちの生活を支える動物利用は、世界の人権侵害や環境破壊など、膨大な問題と結びついています。ここでは私たちの暮らしに深く関わる動物利用として、畜産業と水産業のおもな問題点を確かめ、続いてその他の動物利用を見てみましょう。

なお、本章での解説はごく簡単なものとなりますが、動物利用の問題に初めて接する人にとっては、読んでいてつらいところがあるかもしれません。しかしこれはビーガンをめざす人にかぎらず、現代に生きる私たちすべてが向き合うべき問題でもあります。したがって、どうしても読み進められない方は、いったんここを飛ばして興味のある章へ進んでいただいてもよいのですが、気持ちが整ったらもう一度ここへ立ち戻ることを、どうか忘れないでほしいと切に願う次第です。

畜産業が抱える問題とは？

閉じ込め飼育

食用部門の動物利用は、最小のコストで、最短の時間に、最大の産出を達成することに目標を置きます。これが直接的に意味するのは、**動物に与えるものを最小限まで切り詰め、できるだけ早く、できるだけたくさんの肉・乳・卵をつくらせる**、ということになります。

そこで畜産業者は、動物たちを狭いスペースに押し込められるだけ押し込み、運動をさせず、ただ肉・乳・卵の生産、あるいは繁殖だけに従事させます。肉用の鶏（ブロイラー）であれば、数万羽のひなを倉庫のような鶏舎に放ちます。鳥たちは急成長し、やがて鶏舎の床を埋め尽くすので、ほとんど身動きはできません。牛や豚も畜舎に高密度で押し込められて一生のほとんどを送る点では変わりません。日本の典型的な養豚場では四畳から八畳ほどの囲いに十数頭もの豚を収容します。

乳用の牛は基本的に金具《かなぐ》や縄《なわ》で首を一カ所に固定され、動き回れないようにされます。そして人の手で精子を植えつけられ、何度も妊娠と出産を強《し》いられつつ、乳を搾り取られます。母牛が自分の産んだ子を育てることはできません。子牛はすぐに母から引き離され、雌ならやがて母と同じ運命をたどり、雄なら早々に殺されて肉にされます。これが「ヴィール」と呼ばれる子牛肉の正体です。

卵用の雌鶏は**バタリーケージ**と呼ばれる金網の檻《おり》に数羽ずつ閉じ込められます。雌鶏たちは、はばたくことも歩くこともできず、ただ餌《えさ》をついばみ卵を産まされるだけの生活を送ります。肢《あし》はしばしば金網に絡まってケガを負い、体は劣悪な飼育環境で発生した虫やダニに覆われます。狭すぎる檻のなかで互いに折り重なり、下敷きになった鳥が息絶えることも珍しくありません。

繁殖用の雌豚は**妊娠ストール**と呼ばれる檻に一頭ずつ入れられます。妊娠ストールは豚の体のサイズとほぼ同じで、中の豚は体の向きを変えることすらできません。豚たちは立つか寝るかしか許されないこの状態で妊娠期間を過ごし、出産時になると同じ程度の大きさしかない分娩房という檻に移されて子を産みます。産んだ子は間もなく畜産業者に奪われ、母豚はまたすぐに精子を植えつけられて妊娠ストールに戻されるという一生を送ります。檻のあいだを移動するだけが、彼女らに許された数少ない運動機会ということになります。

損なわれる健康

動物の種類を問わず、畜舎の床や地下槽《そう》は排泄物《はいせつぶつ》でいっぱいになります。牛も豚も鶏も、自分たちの排泄物の上で生活しなければなりません。悪臭と病原菌と有害物質が充満した空間で、動物たちの心身の健康はひどく損なわれます。

動物たちの食事となる飼料も、高栄養で高カロリーの穀物に偏《かたよ》り、効率的にその体を太らせる代わりに内臓を破壊します。動物たちが病気にならないはずはありません。

そこで畜産業者は、**抗生物質**を飼料に混ぜて病気の発生を抑えますが、この対策は万能ではないので、一部の動物は健康悪化によって命を落とし、一部の病原体は生き残って畜産物に混入します。食中毒事件の原因となる大腸菌やサルモネラ菌、薬がきかない多剤耐性菌や新型インフルエンザの多くは、畜産場で生まれ育ち、私たちの社会に広がるのです。

身体破壊

劣悪な飼育環境では動物たちのストレスが頂点に達し、喧嘩や共喰いが起こります。しかしそれで動物の体に傷がつき、病気や死亡が発生すれば、畜産業者にとって損失になります。というわけで、業者は動物たちが生まれて間もなく、「凶器」を取り除きます。牛であれば角を切り、豚であれば歯を切り、鶏であればクチバシを切る、ということがおこなわれます。

これらの処置はいずれも動物に激痛を与えますが、業者は余計なコストをかけたくないので、基本的に麻酔は使いません。牛は角を切られる痛みでショック死することもあり、食欲不振になって衰弱死《すいじゃくし》することもあります。豚や鶏は一生、食事をする際に不便を強いられます。

動物たちに効率よく肉をたくわえさせ、乳や卵をつくらせるために、畜産業者はさまざまな工夫を凝らしました。運動を制限し、高カロリーの飼料を与えるのもそのひとつですが、実は先の抗生物質も動物たちの成長を早めることが知られており、病気予防と成長促進のふたつを兼ねて飼料に混ぜ込まれます。さらに雄の牛や豚の場合、去勢、つまり男性器の破壊も、成長促進の目的でおこなわれます。この際も麻酔は使われません。

効率性を高めるためのもっとも悪魔的な工夫は、一般に品種改良といわれるものです。「改良」という言葉は、この措置が「良い」ものであるというバイアスを含むので、ここでは**品種改変**と言い換えましょう。

肉用の動物は早く成長するように、雌牛や雌鶏は短い期間で大量の乳や卵を産出するように、品種改変を重ねられてきました。結果、ブロイラーは筋肉ばかりが肥大する一方で骨や内臓の発達がそれに追いつかず、立つことも難しくなったうえ、骨折や心不全に苦しむ体となりました。雌牛や雌鶏は大量の乳や卵をつくるために栄養という栄養をとられ、骨も筋肉もおとろえ果てます。

幼くして奪われる命

遺伝子をもてあそばれ、体のあちこちを切り刻まれ、汚物にまみれた自由のない環境に囲われ、たび重なる出産や産卵を強いられた動物たちは、若くして、あるいは幼くして屠《と》殺《さつ》されます。

肉用の牛なら一歳から二歳、人の年齢にすれば二〇歳に満たない年で死を迎えます。乳用の牛なら四、五歳から長くて一〇歳、人間でいうところの三、四〇代で「廃用」となり、屠殺場に送られます。

豚は肉用なら生後数カ月、繁殖用ならやはり四、五歳が、この世にいることを許される期間となります。

鶏は卵を産む雌鶏が生後十数カ月、ブロイラーが生後二カ月未満で殺されます。生後二カ月といえば人間に換算しても幼い子どもであり、現に屠殺場にたどり着いた鳥たちは、大きな体をしてはいても、声はまだひよこのままなのです。畜産業はまさに、**動物たちの生そのもの、存在そのものを切り詰めてきた**といえます。

マシな畜産はない

こうした現実を前にすると、せめてもう少しマシな飼い方はないのか、と思うかもしれません。広々とした牧場で飼われた動物の肉・乳・卵を買いたいという人もいるでしょう。しかしながら、日本にほとんど見られないそのような牧場でも、動物たちは食材とみなされ、恐ろしい暴力を経験します。乳を搾られる雌牛は何度も妊娠を強いられ、産んだ子をすべて奪われます。卵をつくる品種の鶏は、雄であれば使いものにならない（肉用にもならない）ということで、ひよこのうちに産業廃棄物として皆殺しにされます。肉となる動物たちの運命は言うまでもありません。

動物にやさしい畜産業があるという幻想は捨て去る必要があります。

世界で一年間に屠殺される動物の数は、少なく見積もっても**八〇〇億匹**にのぼります。

これに加え、屠殺される以前に病気や虐待で命を落とす膨大な動物たちがいることを忘れてはなりません。

さらに、畜産業者は動物たちの安全を守ることにコストを割かないので、日本でも諸外国でも、毎月のようにどこかの農場で火事が起こり、何千何万もの命が失われます。鳥インフルエンザや豚熱（豚コレラ）など、感染症が広がればその農場の動物たちはすべて殺処分となります。

業者が経営破綻《はたん》や災害に見舞われて畜舎を放置すれば、動物たちは餌を得られず、餓死します。二〇一一年に福島で原発事故が起こったとき、農家が避難した後に取り残された牛たちは、そばにある木の柱まで食べようとしたあげく、餓死していきました。生きのびた動物たちは結局、売り物にならないということで皆殺しになりました。

これらすべてが、「いただきます」という感謝のひと言で済まされることなのか、私たちはよく考える必要があります。

水産業が抱える問題とは？

魚介類の苦しみ

肉食の問題を考える際に見落とされがちなのが、魚介類の犠牲です。魚《うお》や他の水生生物は人にわかる表情を持たないので、幸福も不幸も知らず、痛みも苦しみも感じないように思われがちですが、そんなことはありません。**痛みや苦しみはかれらが厳しい世界で生き残るために必要とされる能力**であり、現に、魚介類が苦痛や恐怖を感じる神経系をそなえていること、苦痛や恐怖からの回避行動をとることは、多数の研究によって示されています。

カツオは天敵に遭遇《そうぐう》するとサメのような大型魚のそばに寄りついたり、海底へもぐったり、物陰にかくれたりして身を守ろうとします。強い恐怖を味わうと食欲不振にもなります。動物実験で使われるゼブラフィッシュという魚は、天敵との同居や孤独を強いられると鬱《うつ》になります。そして甲殻類が苦痛や恐怖を避けようとすることは、危険を感じたザリガニが威嚇《いかく》をしたり逃げたりする様子からもわかるでしょう。

水の生きものたちの行動は、かれらが決して何も感じない存在ではなく、むしろ豊かな心をそなえ、幸福や不幸を生きる存在であることを存分に物語っています。

大規模漁業

漁業はこうした動物たちに多大な苦しみと死をもたらします。

マグロ漁では主として**巻網**《まきあみ》や**巾着網**《きんちゃくあみ》と呼ばれる大型の漁網でマグロの群れを包み込み、機械の力で一気に水揚《みずあ》げします。マグロは泳ぎつづけることでエラに水中の酸素を送るので、網に動きを封じられれば窒息せざるを得ません。捕らえられたマグロたちは網に傷つけられて大量の血をあたりにまき散らし、仲間同士で折り重なって圧死や窒息死に見舞われます。この漁法が広まった結果、マグロやカツオは絶滅の危機に瀕することとなりました。

底引き網漁では、幅数メートルから十数メートルにもなる大きな袋状の網を海底におろし、船で引きずりながら魚やエビを捕らえます。網は周辺の岩やサンゴも吸い込むので、捕らえられた魚介類は傷だらけになりながら何時間も海底を引きずられることになります。水揚げの際には水圧が急に変化するので、魚たちは出血を引き起こし、目や内臓が飛び出して悲惨な最期《さいご》を遂げます。

底引き網は地形を変えるほどの破壊力を持ち、**毎年、世界で失われる森林面積の一五〇倍**にもなる海域を損ないます。世界でおこなわれる漁獲の半分以上はこれによるもので、破壊の爪痕《つめあと》は人工衛星からも観測できるほどです。

養殖業

海の魚介類は狩り尽くされて絶滅しかかっているので、近年になって養殖業がさかんとなりました。これは飼育する動物が魚介類になっただけで、実態は畜産業と大きく変わりません。

陸上養殖でも海上養殖でも、魚たちは生簀《いけす》

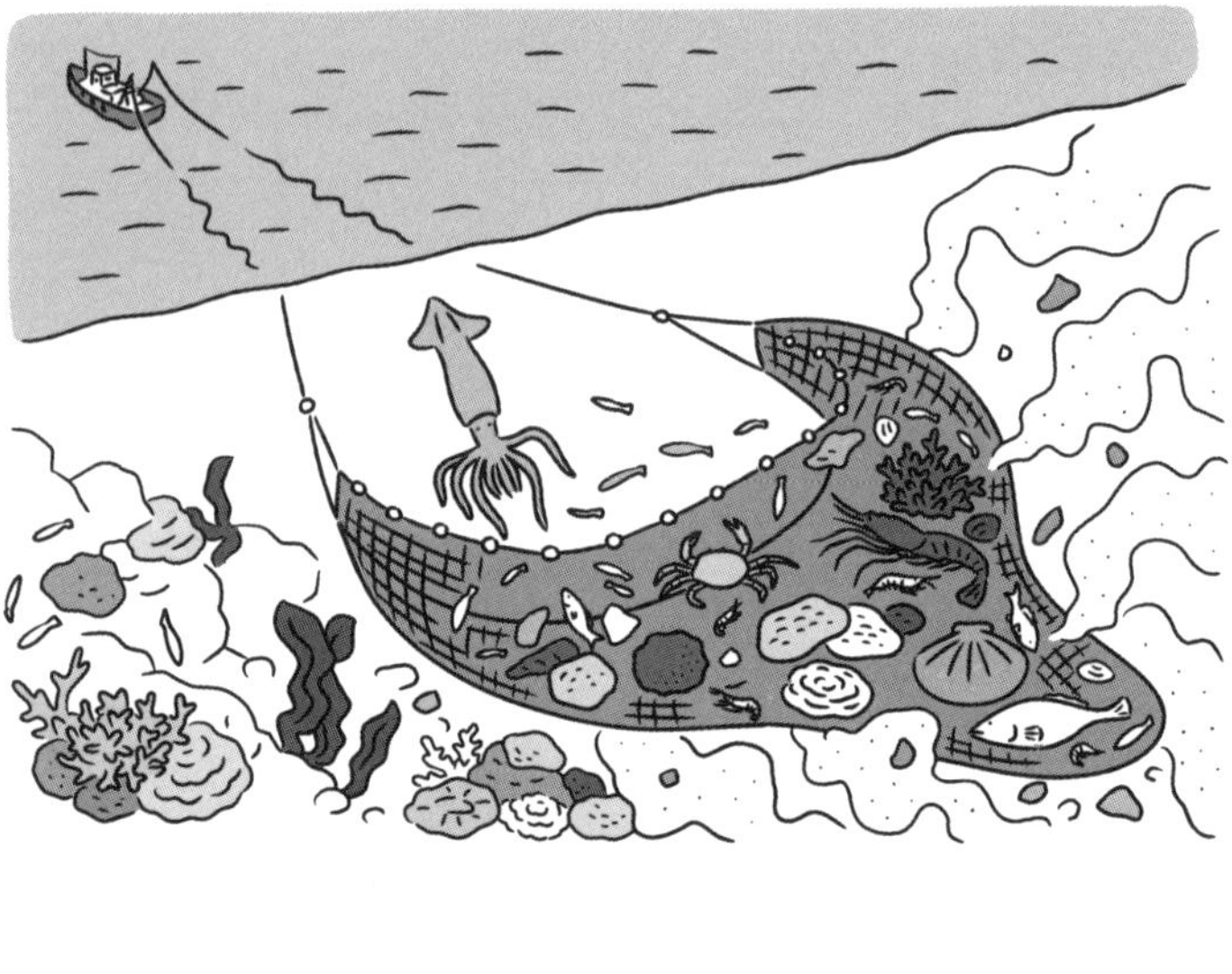

に密飼いされ、ストレスによって互いを攻撃し、肌もヒレもボロボロになります。大量の排泄物に汚染された水のなかで、魚たちは免疫系を壊され、病原菌や寄生虫に全身を覆われます。養殖業者はその対策で殺虫剤や抗生物質を投じますが、これもまた水質を損なって魚たちの健康を害します。悪循環というよりありません。

さらに陸の動物と同じく、魚たちも急成長を遂げるよう品種改変されてきたため、白内障や内臓の畸形《きけい》に苦しむ体となってしまいました。その他、繁殖・移送・屠殺など、あらゆる場面でかれらは手荒なあつかいを受け、自然な欲求を何ひとつ満たせないまま、短い生涯を終えます。

世界の海で捕らえられる魚介類の数は、少なく見積もって年間**一〜三兆匹**にのぼります。屠殺される養殖魚の数は、少なく見積もって年間**八〇〇億匹**とされます。殺されたあげく売り物にならないとして捨てられる魚や、屠殺前に養殖場で死んでいく魚を含めれば、数はこの何倍にも、何十倍にもなります。

人権侵害と環境破壊

土地収奪

肉・乳・卵を大量に消費する私たちの生活は畜産業と水産業に依存していますが、その代償を負うのは動物たちだけではありません。肉食文化は人権侵害や環境破壊にも関わっています。

畜産業の場合、一年間に殺される動物の数は八〇〇億匹にのぼると書きましたが、その動物たちをやしなうには当然、大量の飼料が必要になります。飼料となる作物を育てるには土地がなくてはなりません。そこで、豊かな国々の政府と企業は、貧しい国々の土地を買い占め、飼料畑に変えていきます。もともとその土地に暮らしていた人々は追放されることになります。

発展途上国の支援をうたう日本の**国際協力機構**（JICA）は、ブラジルやモザンビークでこのような土地収奪を進めてきました。土地を追われた人々は農業を営むことも難しくなり、貧困と飢餓に苦しめられます。

途上国の人々が困窮にあえぐ一方、その目の前では豊富な飼料作物が育てられ、動物の餌として海外に輸出されていくのです。飢餓に苦しむ世界の子どもたちの何と**八割超**は、作物が豊かにみのる国々に暮らしているといわれます。

私たちは畜産業を必要悪と考えがちです。つまり、それは動物たちにとっては気の毒でも、増えつづける世界人口をやしなうには仕方ないことなのだ、と。

しかし現実はちがいます。**畜産業は世界の人々をやしなうどころか、世界の人々から土地と食料と生活を奪う営みなのです。**世界中の土地が食用の動物をやしなうことに費やされ、その動物たちの大部分は日本のような富裕国の人々によって消費されます。世界に飢餓が存在するのは、食料が足りないからではなく、食料の分配が不平等だからです。そして食料の分配が不平等であることの大きな原因は、肉食にあるのです。

肉食が招く食料不足

別の観点から考えてみましょう。動物は食べたもののすべてを肉に換えるわけではありません。食べたものの一部は肉となり、残りはエネルギーや排泄物となります。したがって一キログラムの餌を動物に与えても、一キログラムの肉が得られるというわけにはいきません。

では逆に、一キログラムの肉を得るには、どれだけの餌を動物に与える必要があるのでしょうか。おおよその試算によれば、ブロイラーの場合、その量は二キログラム超、つまり倍以上となります。豚は五～六キログラム、牛は一〇～二〇キログラムです。

つまり**肉を生産するということは、もともとあった食料を二分の一、一〇分の一、さらには二〇分の一にまで減らすようなもの**だと考えればよいでしょう。もしも私たちが肉食をやめ、ひいては畜産と飼料栽培をやめれば、世界の農地は人が食べる作物の栽培に使えます。そうすれば少なくとも理論上は、現在の世界人口を余裕でやしなうことができます。

逆に私たちが肉食を続け、世界の農地を畜産と飼料栽培に費やしているかぎり、食料分配の不平等と飢餓問題は決してなくなりません。世界の農地の**八割**は畜産と飼料栽培に使われています。アマゾンの森林伐採は**九割**が畜産関連の開発事業によるものです。農民、先住民、森の恵みに頼って生きる人々が犠牲になります。肉食が人権侵害であるゆえんはここにあります。

環境破壊

すでにお腹が一杯になりそうですが、問題はまだ尽きません。畜産場には何百、何千、さらには何万もの動物が囲われますが、これほどの動物が一カ所に集中することは、自然ではありえません。したがって、この動物たちの排泄物は周囲の土地が吸収できる量ではなく、水中・土中・空気中に漏れて汚染を引き起こします。

畜産場のそばを流れる河川は往々にして排泄物の栄養分に汚染され、**富栄養化**《ふえいようか》という過程を経て酸欠状態になります。魚介類や水を頼る生きものたちは生きていけません。大型の畜産場に近い河口では、宇宙からも観測できる酸欠水域が生じます。

近年よく話題にのぼる**地球温暖化**も、畜産業が大きく関わっています。

地球温暖化は温室効果ガスと呼ばれる気体が、地球から宇宙へ出ていくはずの熱を閉じ込めることで起こります。温室効果ガスのなかでは二酸化炭素が有名ですが、畜産場に囲われた動物たち、特に牛が放出するメタンは、二酸化炭素の**二〇倍**を超える温室効果があります。

世界には約一〇億頭の牛がいるので、メタンの排出量も大変なものになります。加えて放牧地や飼料栽培地をつくるために森を切りひらけば、さらに温室効果ガスが生じます。

大規模な栽培地や畜産場で機械を使えば、化石燃料の消費によって、やはり温室効果ガスが生じます。環境問題の調査に取り組むワールドウォッチ研究所という機関によれば、畜産業によって放出される温室効果ガスの量は、自動車・飛行機・鉄道など、あらゆる輸送機関の排出量を合わせたよりも多いとされます。

私たちがなるべく二酸化炭素を出さない生活に努めても、**ハンバーガーや牛乳を消費しているかぎり、温暖化を止めることはできない**でしょう。温暖化は私たちにとって縁遠い問題に思えますが、バングラデシュなどではすでにその影響で村が水没するといった事態が起こっており、多数の難民が生じています。温暖化はいつか問題になるかもしれない事柄などではなく、すでに深刻な環境破壊かつ人権侵害の問題となっているのです。

水産業はどうか

問題は畜産業だけではありません。漁業は魚介類の**絶滅危機**をもたらし、魚介類を捕食する海鳥や海洋哺乳類をも含む生態系そのものを破壊します。

漁船から捨てられる古い漁網や浮標《ブイ》、釣り糸などは、**プラスチックごみ**となって海をただよい、生きものたちに絡まって命を奪ってゆきます。海に溜まったプラスチックごみは、今日、深刻な環境問題となっています。

他方、**漁船は人権侵害の温床**と化しています。漁船にはしばしば、貧しい国々から誘拐もしくは人身売買によって連れてこられた人々が労働者として乗せられます。監視の目がないなか、船長はこうした人々を一日およそ十数時間から二十時間以上も働かせ、正当な賃金を支払わず、虐待を加えることすらあります。漁船労働が「現代の奴隷制」といわれるのも不思議ではありません。アジア、アメリカ、ヨーロッパ、いずれの漁船でもこうしたことが起こっています。

養殖業は漁業による海の破壊を解決すると思われがちですが、事実は逆だといったら驚くでしょうか。実のところ、養殖される魚介類をやしなうには、やはり膨大な餌が必要になり、その餌となる魚は海から連れてこなければなりません。というわけで、**養殖業を支えるために、大規模な漁業はさらにうながされる**こととなります。そのせいで海に暮らす生きものたちの餌は減り、魚介類や海洋哺乳類が餓死する事態も生じています。海の魚を減らさないために養殖をおこない、養殖される魚をやしなうために海の魚を餓死させるというのですから、本末転倒というよりありありません。

さらに海上養殖の場合、生簀に囲われた魚たちの排泄物や病原菌が周囲にまき散らされ、あたり一帯を死の海に変えます。陸上養殖の場合、かぎられた資源である淡水が浪費される一方、養殖場からの廃棄物が周辺地域の井戸や水域を汚染します。おせち料理の定番といえば海外産のエビですが、その養殖が遠い国の地域社会と生態系を次々に破壊していることは覚えておかなければなりません。と同時に、それは**私たちが食生活を変えれば解決できる**ということも、覚えておく必要があります。

食用以外の動物利用

畜産業と水産業について、おもな問題を見てきました。毛皮・羊毛・羽毛・皮革産業、さらにペット産業や動物実験にも、同じような問題があります。いずれの産業も、動物を密飼いもしくはケージ飼いし、可能なかぎり短期間のうちに目当てのものを産出させ、用が済んだら動物たちを一匹残らず殺します。

衣服・繊維産業

衣服産業や繊維産業は、動物の皮膚《ひふ》や体毛を目当てとするだけで、おこなうことは食用の畜産とほぼ変わりません。衣服用の動物たちも、多くの羊毛や毛皮がとれるよう、品種改変を重ねられて苦しんでいます。**ウール**の生産では多くの毛をはやすように品種改変された羊が使われます。品種改変のせいで、羊たちの皮膚にはたくさんの皺《しわ》ができ、汚れの蓄積や虫の寄生が起こります。これを防ぐために、業者は羊たちの皮膚の一部を無麻酔で切り取ることもあります。また、羊の毛刈りではしばしば皮膚の一部も刈り取られます。

ダウンに使われる羽毛は、基本的に意識のある生きた鳥からむしり取られます。**毛皮**も生きたままの動物から剝《は》ぎ取られることがあります。そしていずれにせよ、こうして身をまとうものを奪われた動物たちは最終的に殺されます。

ペット産業

ペット業者は繁殖用の犬や猫を使い倒し、何度も出産を強いては生まれた子らを奪います。子犬や子猫は、愛らしい幼少期のあいだだけショーウィンドウに並べられ、売れ残ったら格安販売や繁殖に利用されるか、**不良在庫として処分、つまり殺害**されます。日本ではペットのあつかいを改善しようと動物擁護団体が法改正に努めていますが、ペットショップのコジマをはじめ、業者は足並みを揃えて法改正を阻《はば》んできました。ペットショップの店員さんは動物を大事にしている、という思い込みは見直されなければなりません。

加えてペットにされる動物たちは、品種改変によって人間に好まれる外見や性質へとつくり変えられ、代わりにさまざまな身体的困難を負わされました。小型犬は骨折を起こしやすい体となり、パグやブルドッグのような平たい顔の犬は呼吸困難をきたす体に、大型犬は股関節の畸形《きけい》などをわずらう体になっています。動物愛好家は「悪質」ブリーダーを批判しますが、いわゆる「優良」ブリーダーもこの悪質な遺伝子のもてあそびに加担してきました。

動物実験

動物実験では狭いケージや檻に動物を囲い、薬剤や毒物を与えて反応を観察したり、さまざまな装置で刺激を与えて行動を観察したりします。ケガをした動物や何かに汚染された動物は、使いものにならないので処分します。一度実験に使った動物は、別の実験には使いにくいので処分します。薬剤や毒物の効果は、それを与えた動物と与えない動物の様子を比較することで確かめられます。薬剤や毒物を与えないほうの動物は、何の異変もきたしていませんが、一度実験に使った以上、やはり処分します。命の浪費というよりありません。こうしたことが、さまざまな化学薬品や食品、化粧品、日用品、あるいは医薬品の開発でおこなわれています。

食品や日用品のための動物実験はともかく、医薬品をつくるためのそれは必要悪ではないか、という意見はあるでしょう。しかし動物は体のつくりがみなちがうため、**動物実験の結果は人間に当てはまらないことが多い**のです。

ひとつ例を挙げましょう。メチルプレドニゾロンというややこしい名前のステロイド薬は、犬に投与してもほとんど効果は見られませんでした。猫には効果が見られました。羊には見られません。猿には効果あり。ラットにはほとんど効果なし。兎《うさぎ》には五分五分。では人間に対してはどうでしょうか。答は、神のみぞ知る、です。

このように、動物実験の結果はほとんど頼りにならず、下手に頼ると危険でもあります。倫理的な科学や医療を求める世界の研究者たちは、**動物実験の結果が医薬品の効果に関し、かえって間違った判断を生む**と警告しています（巻末に参考資料をまとめました）。実際、動物実験を通過した薬剤の九六パーセントは臨床試験でボツになっているとの試算もあります。

つまり、**動物実験は「しないよりマシ」ではなく、「しないほうがよい」**ということです。もちろん、それ以前にそもそも、人間の福祉を高めるために他の動物を犠牲にすることは許されるのか、という問いもあります。

動物園と水族館

最後に、商品の生産や開発とは異なる種類の動物利用として、動物園と水族館の問題を考えてみましょう。これらの施設では動物たちが幸せに暮らしているように見えるかもしれません。自然界では天敵から身を守らなければならず、餌は自力で探さなければならないけれども、動物園や水族館の動物たちは身の安全を保障され、何もしなくても餌がもらえるのだから、と。

けれどもこの考え方は、三食が与えられる牢獄に暮らしていれば人間は幸せでいられる、というようなものです。新型コロナウイルスが流行し、自宅から外に出られない生活が続いたとき、人々はストレスによって鬱《うつ》や疲労

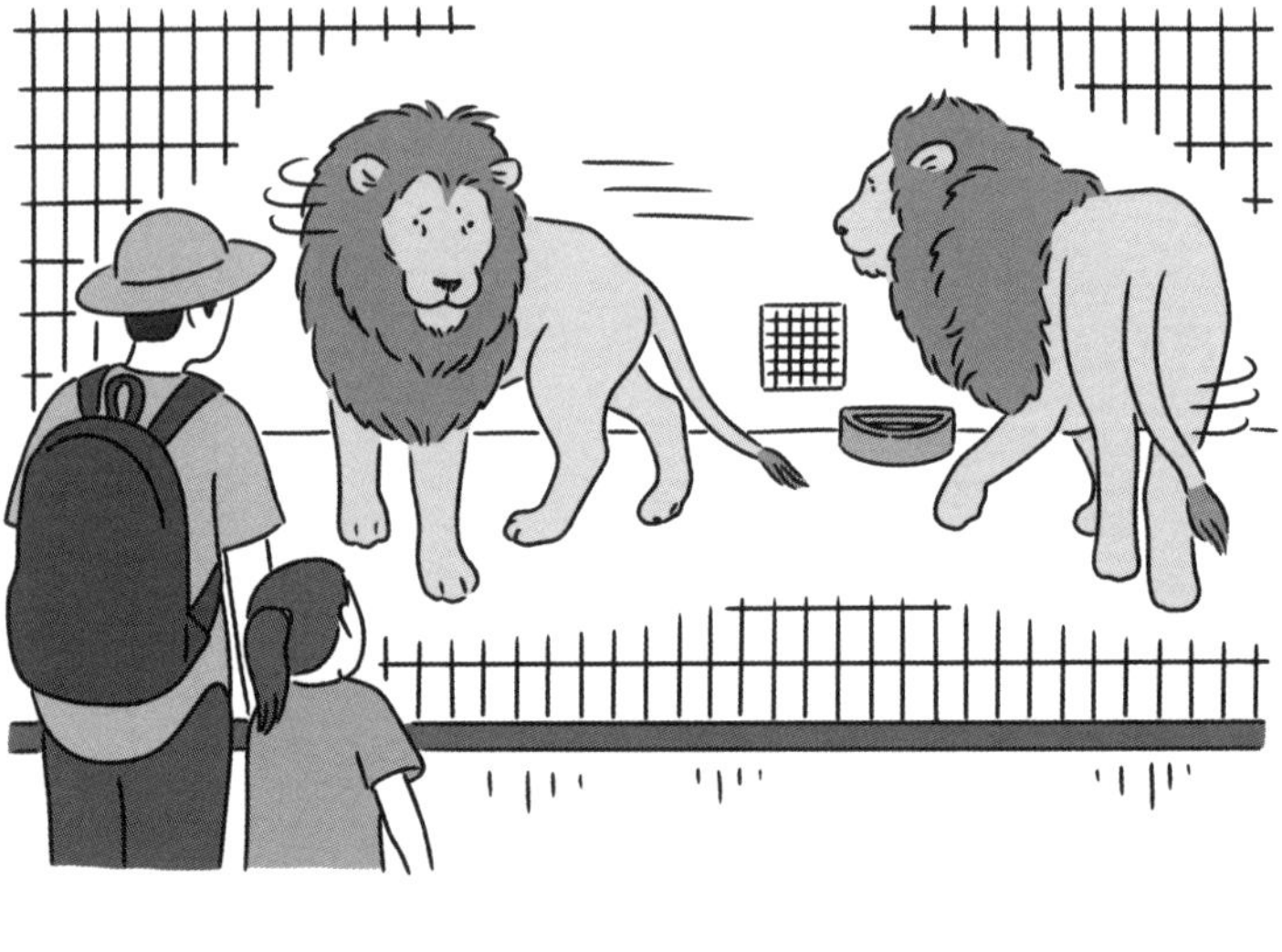

に悩まされました。スマートフォンやパソコンでいくらでも暇つぶしができ、自分で好きなように環境を変えられる自宅でさえ、閉じ込められていれば人は耐えられないのです。

動物園や水族館のケージには、動物たちの退屈をまぎらわすものがほとんど何もありません。動物たちは同じところをぐるぐる回りつづける、あるいは同じ動作をいつまでも繰り返すなどの異常行動を起こします。これが**単調な飼育環境のストレス**によるものだということは、動物学や行動学の見地から認められています。つまり、一日に何キロメートルも何十キロメートルも移動するのが自然な動物たちにとって、数メートル四方の飼育空間に囲われるのは明らかにストレスであり、その証拠は行動にも表れている、ということです。

加えて、複数の動物を囲った空間では、仲の悪い動物たちや、気性の合わない動物たちが寝食《しんしょく》をともにしなければならず、**力のある動物が弱い動物を傷つけ殺してしまう**こともあります。水族館では小さな魚たちが大型の肉食魚と同居を強いられ、恐怖とストレスを感じないでいられるときがありません。天敵と同居させられたゼブラフィッシュが鬱になるという事実を、もう一度思い出しましょう。

動物園や水族館は生命教育をひとつの目標にかかげます。が、**その「教育」は間違った知識と態度を人々に植えつけます**。動物園や水族館は、ふれあいや餌やりを呼び物にしますが、こうした体験をした人々は、野生動物に対しても同じような接し方をするようになります。野生動物への餌付けは全国の観光地で問題になっており、人から食べものをもらうことになれた動物たちが、本来の行動パターンを変えてしまったり、町に下りてきて殺されたりする事態が起こっています。また、餌付けによって動物たちの増加や集中が起こり、感染症が広がって大量死につながることもあります。

動物をかわいがり、餌をやるという習慣は、野生動物たちにとって害悪でしかありません。動物園や水族館はこのような悪い習慣を、悪いとわかっていながら、人々にすり込みます。そうした施設が、本当に動物たちのことを大切にしているといえるでしょうか。

私たちにできること

仕組みを知る

動物利用にはさまざまな種類がありますが、そのほとんどに言えるのは、動物たちにとって有害だということ、そしてそれが**私たちの後押しを受けておこなわれている**ということです。

動物業者は、動物が嫌いだから、あるいは動物虐待が楽しいから、動物たちを閉じ込めたり殺したりしているのではありません。業者が動物たちを苦しめるのは、**私たちがそれにお金を投じるから**です。つまり、私たちが動物性の商品を買い、動物園や水族館を訪れれば、それは業者にとって利益になります。利益になるなら、もっとやろうということになります。売れるものをもっとつくろうとするのは自然なことでしょう。経済学の用語でいえば、消費が生産を後押しする、あるいは、**需要が供給を後押しする**、ということです。

もちろん、問題はすべて消費者の側にある、とはいえません。ステーキを食べたい、毛皮コートを買いたい、サファリパークに行きたい、といった欲望は、動物商品をあつかう企業によってつくられます。テレビをつければ、ひっきりなしに動物性食品の宣伝が流れます。電車に乗れば動物を囲った娯楽施設の広告があります。こうしたものに接しつづけることで、私たちは動物商品の消費願望を吹き込まれます。

また、動物業者とつながった別の会社が、同じような欲望をつくり出すことも珍しくありません。たとえば、芸能事務所が人気のアイドルに毛皮を着せて売りだせば、それを見たファンの人々は、私もあんなふうになりたいと思い、毛皮を買いたくなるでしょう。私が残念に思うのは、いまや世界で人気を博すK－POPのミュージックビデオが、毛皮の宣伝媒体と化していることです（男尊女卑や軍事崇拝の表現も気になりますが）。消費者の行動だけでなく、動物商品の消費を促す企業の行動も、問題とされなければなりません。

自分を変える

しかしながら、動物利用にともなう多くの問題をなくすために、私たちが今すぐできることがあります。それは、**自分がその後押しをやめること**です。産業を変えるには長い時間がかかります。その間にも動物たちや世界の人々は動物産業によって苦しめられます。しかし自分を変えることは今日からできます。そして私たちが今日から自分を変え、今日から動物の消費をやめれば、業者の利益は減り、その分だけ早く産業のあり方を変えることができます。動物商品が売れなくなれば、業者はもっと儲かる別の事業に移っていくでしょう。ということは動物利用が減り、それにともなう動物たちや人々の苦しみもなくなっていきます。

自分ひとりが頑張っても意味はない、と考えたくなる人はいるでしょう。確かに、ひとりの力は微々たるものに思えます。けれども、努力の無意味さを理由にして、私たちが自分にできることすらしないでいたら、問題だらけの現状はいつまでも変わりません。

どんなに大きな社会変革も、世のなかのあり方を変えたいと願う一人ひとりの努力から

なされます。それに、悲観的になることはありません。世界にはすでに、動物たちや環境や人権のことを思って生活を変えた人々がたくさんいます。私たちがその一員に加われば、非暴力的な社会を築く取り組みはさらに力を増すでしょう。

さらに、**一人がビーガンになれば、一年あたり一〇〇匹以上の動物が死と苦しみを免《まぬか》れる、あるいは一日一匹の動物が救われる**という試算もあります。暴力をなくしたければ、私たちがそれを後押ししないこと、それにお金を投じないこと、これが第一歩となります。あらゆる動物商品を避けるビーガンの生活は、ここからはじまります。

PART 03

ビーガン生活ことはじめ

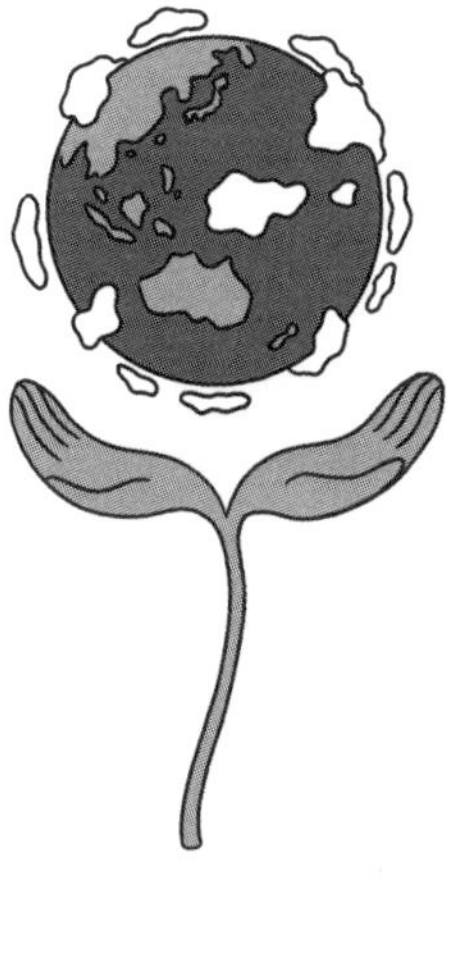

これからいよいよビーガンの生活術を紹介します。ビーガンになろうと決めて、その日から難なく生活を変えられる人もいます。実際、ビーガンになってもそれまでの暮らしがガラリと変わるわけではなく、ただ動物が関わる製品や事業と縁を切ればよいだけだと考えれば、これはそんなに難しいことではないのかもしれません。

けれども何からはじめればよいのか、明日から何を食べればよいのかわからないという人も多いでしょう。また、いざ動物性食品その他を一掃した生活を送ろうとすると、思わぬところ、それも気にしたことすらなかった日常的な場面で、こまごまとした悩みに行き当たるかもしれません。現在は問題なく暮らせているビーガンの人々も、初めのうちはそうした悩みに直面しつつ、試行錯誤を経て自分なりの生活スタイルを築いたというケースがよくあります。

脱搾取《だつさくしゅ》の実践は衣食住のすべてに関わりますが、ビーガンになろうとする人がもっとも難しく感じるのは、動物性食品を断つことでしょう。現在の日本は食の多様性に配慮した社会とはなっていないので、いわゆる「普通」とされる食生活（二〇世紀以降に国家が広めた畜産物中心の食生活）以外の食を実践する人々にとって、不便が少なくありません。肉・乳・卵を食べない人にとっては困ったことです。

しかし、いくらかの基礎知識と工夫の方法を知れば、ビーガン生活を送るのは格段にやさしくなり、面白くすらなってくるにちがいありません。ここでは私自身の経験と、他のビーガンの人々からうかがったお話をもとに、ビーガン生活のイロハをまとめてみたいと思います。

食の部分が難しいという事情から、話題の中心は食生活としました。ここさえクリアできれば、あとはどうにかなるという発想です。もっとも、食以外の部分についても知っておくとよい情報はあるので、それらについても簡単に紹介します。

何がOKで、何がNGか

選択肢に入るもの

まずはビーガンが食べられるものを確かめておきましょう。ビーガニズムの基本は動物搾取の産物を避けることなので、裏を返せばそれ以外のものはとりあえず問題ないということになります。以下、ご自身が食べているものにチェックを付けてみましょう。

- □**野菜**
- □**穀物**
- □**豆類**
- □**海藻**
- □**果物**
- □**きのこ**
- □**ナッツ**
- □**シード**（ごま、ひまわりの種、カボチャの種など）

ほぼすべてにチェックが付いたと思います。

これらがビーガンにとって食べられるものです。

もちろん、**生鮮食品にかぎりません**。冷凍品も乾物も缶詰も、動物成分が入っていなければビーガン食品です。例外はあるかもしれませんが、ピザやブリトーの生地、トルティーヤ、ライスペーパー、それにもちろんパスタも問題ありません。パンは基本的に乳成分を含んでいますが、ベーグルやフランスパンの多くは問題なく、食パンのなかにも乳成分なしのものがあります。

調味料では味噌《みそ》、醤油《しょうゆ》、ケチャップも植物性です。ソースやドレッシングのなかにも植物性のものがあります。見落としがちですが、焼肉のタレやＢＢＱソースにも動物成分なしの種類があります。最近では一般のスーパーで卵なしのマヨネーズも買えるようになりました。

選択肢から外れるもの

ビーガンが避けるべきものは、第一に肉・乳・卵とそれを含む食品全般です。動物性食品を見分けるのは特に難しくないと思います。それからポークエキスやチキンエキス、蜂蜜、かつおだしなどの動物成分。加工食品の多くにはこうした成分が含まれています。したがって**買い物の際には原材料のラベルを見ることが欠かせません**。

動物成分のなかには名称だけを見ても動物性とわからないものがあるので注意が必要となります。乳糖、乳清、ゼラチン、コチニール、カゼイン、ホエイなどは動物成分です。

ビーガン生活をはじめて間もない頃は、原材料ラベルによくわからない成分が書かれていたら、「疑わしきは買わず」の方針でひとまず避けるのが安全といえます。

グレーゾーンだけれども注意しておきたいものとしては、乳化剤やビタミンD_3、それに意外かもしれませんが、白砂糖や酒類が挙げられます。乳化剤は卵黄や動物油脂に由来する場合があり、ビタミンD_3はなんと羊毛に由来する場合があります。白砂糖の多くは精製の過程で牛などの骨からつくられる骨炭《こつたん》を使います。ワインやビールの製造工程では、魚の浮き袋に由来するアイシングラスというゼラチンの一種や、甲殻類に由来するキチン、卵白などを使うことがあります。

もっとも、こうした微量成分や動物性の副産物が使われているものを消費することが、どれだけ動物搾取の需要を生むのかというと、よくわからないところではあるのですが、それらを避けるのも特に難しくはないので、私も含め多くのビーガンは代わりのものを選ぶようにしています（白砂糖の代わりにきび砂糖や黒砂糖を選ぶなど）。

どこまでこだわるか

ここで早速、疑問が浮かぶかもしれません。農作物の栽培では農薬が使われ、多くの虫や他の動物が殺されます。また、畑にまかれる肥料の大部分は動物の糞《ふん》からつくられます。

細かいものまで含め、動物搾取の産物を徹底して拒むというのであれば、農作物も買えなくなるのではないか、と思う人はいるでしょう。

また、ビーガニズムは動物だけでなく人権や環境にも配慮した生き方だったはずです。であれば、安い農作物をつくるために酷使される農場労働者の境遇や、農作物の輸送にともなう環境負荷についてはどう考えればよいのでしょうか。

これは多くのビーガンが日々考える問題でもあります。この世界では、ほとんどあらゆるものが、誰かを搾取する形で、あるいは誰かに負担を課す形でつくられているといっても過言ではありません。そんな暴力的な世界のなかにあってなお、私たちは何かを選び、何かを食べて生きていく必要があります。

そこで、ビーガンは少なくとも**直接的な動物搾取の応援から手を引くこと**を第一目標とします。グレーゾーンはあるにせよ、動物の拘束や殺害を大前提とし、それなしには存在しえない商品を避けることはできます。これが動物性食品や動物娯楽を避ける理由です。

動物商品の不買はしかし、動物たちの犠牲を減らすにとどまらず、畜産業や水産業が引き起こす多大な人権侵害や環境破壊の後押しをやめることにもつながります。これだけでも私たちの生活にともなう犠牲は、はるかに少なくなるでしょう。

もちろん、それからさらに実践の幅を広げることは考えられます。ビーガンのなかには、可能なかぎり無農薬・無肥料で育てられた農作物やフェアトレードの商品を選ぶ人も少なくありません。プラスチックごみを減らすためになるべくビニール包装されていないものを買うよう心がける人もいます。**パーム油は動物成分以外でビーガンが避けるもののナンバーワン**といえるでしょう（なのでパーム油入りのビーガン商品は多くのビーガンの不買対象となります）。私もパーム油のほか、バナナやコーヒーやチョコレートなど、人権侵害や環境破壊をともなうことで悪名高い商品は避けています。加えて最近、農作物の受粉を担《にな》う産業用の蜂が、利用後に焼却処分されるという事実を知り、蜂需要の中核をなすと思われる果物やナッツ類の購入を控えるようにしました。

しかし初めのうちから何もかもを意識しようとすると、自分にはとても続けられないと感じる人もいるでしょう。また、人にはそれぞれの生活条件があるので、誰もが倫理的な暮らしを徹底できるとはかぎりません。

したがって、ビーガンになろうと決めた人はまず、**植物性のものはOK、動物性のものはNG**という点だけを押さえておき、慣れてきたら自分の生活状況を顧みながら、よりいろいろな問題に配慮した選択肢を模索していくのがよいと思います。

以降もこの考え方にもとづき、特に生活上の余裕がある人を想定するのではなく、ごく一般的な日本の在住者を念頭に置きながら、日常的に可能な実践を探ってみます。

選択肢から外れる食べ物

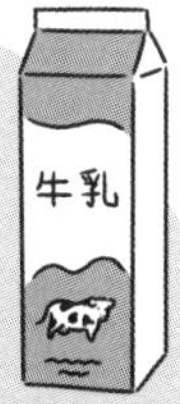

肉　魚介　昆虫　卵

牛乳　チーズ　バター　生クリーム

ブイヨン　かつおだし

ゼラチン　蜂蜜

白砂糖　他

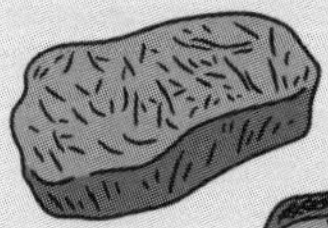

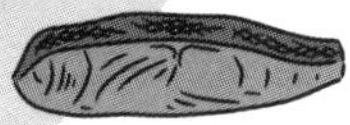

選択肢に入る食べ物

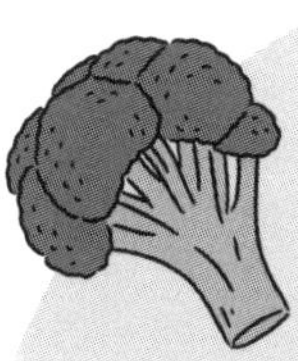

野菜　穀物　豆類　海藻　果物　きのこ

ナッツ　シード類

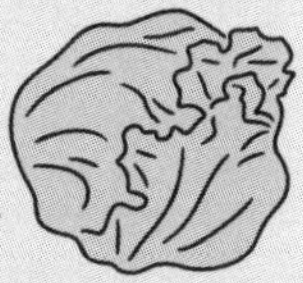

ピザ・ブリトー・トルティーヤ生地

パスタ　ベーグル　フランスパン

豆腐　油揚げ　厚揚げ　高野豆腐

湯葉　麩　大豆ミート　テンペ　セイタン

豆乳　オーツミルク　アーモンドミルク

味噌　醤油　ケチャップ　昆布だし

椎茸だし　香辛料　他

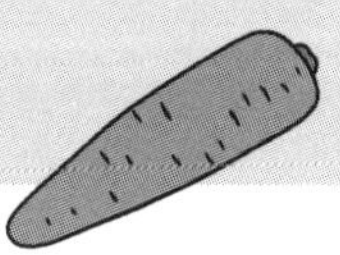

ビーガン料理にチャレンジ

食べられるものと避けるべきものがわかったところで、次にビーガンの献立を考えてみましょう。動物性のものを含まない料理、つまり菜食料理というと、サラダしか思い浮かばない人がいるかもしれません。けれどもご安心ください。皆さんが食べている料理のほとんどは、ちょっとした工夫を加えるだけでビーガン料理に変えることができます。

ここが大事なポイントです。菜食初心者の人は、今まで食べていた料理から単に動物性のものを取り除くという発想をしがちですが、これだと食事は味気なくなるでしょう。ビーガンの食卓を充実させるには、「減らす」「取り除く」という発想ではなく、**動物性のものを植物性のものに置き換える**という発想をすればよいのです。慣れると、これによってどんな料理でもつくれるようになります。

肉を置き換える

ビーガン生活をはじめるにあたっての第一関門は、もちろん肉です。肉は多くの人にとって大好物であり、とても手放せないと思えるかもしれません。これをどうすればよいでしょうか。

肉をなくすには、まず、**きのこ・豆・厚揚げ・油揚げ**を使ってみるという手があります。油揚げは味がよく染み込むので、肉の代替品として優れものといえます。きのこや豆は種類によって特色がちがうので、いろいろなものを試してみるのがよいでしょう。

葉物野菜とベーコンの炒め物なら、ベーコンの代わりに舞茸やマッシュルーム、あるいはミックスビーンズを使ってみます。肉じゃがなら、肉を油揚げや厚揚げのスライスに置き換えてみましょう。麻婆豆腐や麻婆茄子は、ひき肉をきのこのみじん切りや豆に置き換えれば不足ありません。あとは**かつおだしを椎茸だしや昆布だしに置き換えれば**、立派なビーガン料理のできあがりです。

かたまり状の野菜を肉の代わりにして、いっそまったく別のメインディッシュをつくる発想もあります。たとえばウナギの蒲焼きであれば、茄子《なす》の蒲焼きに置き換えることができます。これはウナギを茄子のスライスにしただけで、レシピは同じです。蒲焼きのタレは砂糖と醤油と水でつくれば問題ありません。牛肉のステーキは焼き豆腐や大根やカリフラワーのステーキに置き換えられるでしょう。だまされているように思うかもしれませんが、これだけの工夫でビーガンの食卓はかなり豊かなものになります。

大豆ミートを使えるようになれば、より肉料理らしいものをつくることもできます。普通、大豆ミートを買うと袋の後ろに簡単な調理法が書いてありますが、これはまず、鍋の水に入れて軽く茹《ゆ》でます。ひき肉タイプのものは茹で上がった時点で鍋から出し、そのまま好きな料理に用います。ブロック型やスライス型の大豆ミートは、茹で上がったらボウルなどに移し、水に浸して何度か揉《も》む（しぼる）ことで、大豆特有のクセをなくすことができます。

その後は好きな味つけで調理しましょう。わが家では塩レモンで味つけした大豆ミートの唐揚げが定番のひとつとなっています。平たい大豆ミートを使えば、生姜焼きや青椒《チンジャオ》肉絲《ロースー》も簡単につくれます。

大豆ミートは動物の肉とちがい、乾物なので腐りもせず、手で触っても脂がつかないので便利です。最近は植物性のハムやソーセージも登場しました。また、大豆の代わりに米ぬかでつくった代替肉なども開発されています。**ビーガニズムは禁欲の修行ではなく動物搾取を避ける生き方**なので、動物性の料理に模した代替品を食べることに罪悪感を抱く必要はありません。

卵と牛乳を置き換える

卵と牛乳も動物搾取の産物なので、ビーガンになると決めたら早いうちに食卓からなくしたいものです。

まず、**つなぎに使う卵は米粉や小麦粉で代用できます**。たとえばコロッケであれば、具を整形した後、水で溶いた小麦粉を塗ってパン粉をまぶせばつくれます。天ぷらの衣も米粉や小麦粉を使えば充分で、卵を混ぜる必要はありません。

一方、卵料理の卵を代替する際には**豆腐や湯葉《ゆば》**を使います。砕いた豆腐にターメリックをまぶして炒めればスクランブルエッグになります。湯葉にターメリックをまぶして炒めれば、オムレツやオムライスにかける卵代わりになります。ターメリックは色づけに使うだけなので、色にこだわらなければ必要ありませんが、面白いのでぜひ一度使ってみてください。

牛乳の代替品は、実のところいくらでもあります。アーモンドミルク、オーツミルク、豆乳など、いずれも味わいが異なりますので、相性の良いものを探してみましょう。チーズ、ヨーグルト、ホイップクリームなども植物性のものがあり、身近なスーパーでも買えるようになりつつあります。豆腐メーカーの**相模屋**はユニークな代替品をたくさんつくっているので、大豆アレルギーがなければ商品を探してみてください。

シーザードレッシングやパスタ用のクリームソースは、絹ごし豆腐、豆乳、白味噌をミキサーで混ぜ合わせるとつくれます（豆腐半丁に豆乳二〇〇cc、味噌小さじ一杯半がおおよその目安）。シーザードレッシングの場合はこれに酢とガーリックパウダーを加えましょう。

応用編

ビーガン料理の基礎知識はこれでほぼ出揃いましたが、少し応用的なことも知っておくと料理の幅がさらに広がります。**麸《ふ》や高野豆腐**の使い方もそのひとつです。たとえば水で戻した麸や高野豆腐を調味料に漬け込み、米粉や片栗粉をまぶして揚げれば、おいしい唐揚げになります。揚げる代わりにフライパンで焼いて、タレをかければ蒲焼きにもなります。車麸《くるまぶ》の蒲焼き丼などは絶品なので、ぜひつくってみてください。高野豆腐はパン粉の衣をまとわせて揚げ、高野カツにしてもよいでしょう。

豆や豆腐を砕いて粉で固めると、ミートボールやハンバーグに変身します。水で戻した豆や水切りした木綿豆腐をボウルで崩し、みじん切りにして炒めた人参や玉ねぎなどと混ぜ、米粉や片栗粉をつなぎにして好きな形に整えます。それをレンジで軽く温め、よく油を敷いて加熱したフライパンで焼けばミートボールやハンバーグのできあがりです。豆腐ミートボールの場合、レンジで温めた後にスープの具材とすることもできます。

魚肉の代替品をつくるにはいくつかの方法があります。よく水を切った豆腐をスライスし、全体に片栗粉をまぶして海苔《のり》を一枚貼り付ければ、白身魚やウナギの代わりになります。よく油を敷いたフライパンでこれを焼き、醤油・砂糖・水を混ぜてつくったタレをかければ、立派な蒲焼きができあがります。また、ミートボールと同じ要領で豆や豆腐を砕き、粉末状の青海苔を混ぜて固めると、磯のかおりが加わってフィレオフィッシュ風になります。

健康について

最後に、健康についても触れておいたほうがよいかもしれません。ビーガンになると栄養が偏《かたよ》るのではないか、健康を崩すのではないか、と心配する人がいますが、よほど偏った食事にでもしないかぎり、菜食をはじめたせいで健康を崩すことはありえません。むしろ今まで多量の動物性食品を食べていた人なら健康状態は改善するでしょう。

アメリカ栄養士会やイギリス栄養士会は、適切な菜食があらゆる年齢層の人々にとって栄養学的に問題ないと認めています。タンパク質やカルシウムは豆腐、ブロッコリー、各種の豆や葉物野菜などから難なく摂取することができます。特に小松菜と柑橘《かんきつ》はカルシウムの宝庫です。

足りなくなるとすればビタミンB_{12}ですが、これも気になるようであればB_{12}を添加した食品、たとえば**ニュートリショナルイースト**や**村上農園の「マルチビタミンB_{12}かいわれ**」などで補えます。輸入品の植物性ミルクにはしばしばB_{12}が添加されています。あるいはサプリメントを利用することもできます。余談ながら、私は不摂生なビーガンはたくさん見てきましたが、B_{12}欠乏症になったというビーガンは見たことがありません。

栄養についてはきめ細かな議論もできますが、詳しくは**パメラ・ファーガソンの『ビーガン食の栄養ガイド**』に任せたいと思います（巻末の「さらに学びたい人のために」をご覧ください）。

とりあえず常識的なこととして、

①なるべく加工されていないものを多く食べる
②多様な旬の食材をまんべんなく食べる

この二点を踏まえておけば健康なビーガン生活を送れるでしょう。

どんな食材をどこで買うか

ふつうのスーパー

ビーガンは特別なお店で食材を調達しなければならない、と思われがちですが、これまでの記述を読んでいただければ、かならずしもそうではないことがわかるかと思います。聞き取り調査によると、イオンは全国的にビーガン向けの商品が増えているようですが、他のスーパーでも野菜や果物や豆腐などの大豆製品には事欠きません。豆腐コーナーには湯葉や厚揚げや五目豆腐のほか、豆腐のプリンやドーナツが置いてあることもあり、ビーガンにとって野菜売り場の次に楽しい場所です。大体そのそばには漬け物コーナーがあり、動物成分の入っていない漬け物が見つかります。キムチは基本的に魚介を含みますが、**関口漬物食品の**「**にんにくたっぷり白菜キムチ**」や**備後漬物の**「**ニラキムチ**」はビーガン対応です（二〇二三年六月現在）。近所のお店に置いていなければ入荷のリクエストをするとよいでしょう。

大豆ミートは多くのスーパーで乾物コーナーに並んでいます。アーモンドミルクや豆乳、植物性のチーズやヨーグルトは乳製品コーナーにあるでしょう。お店によっては豆腐コーナーやビーガン食品コーナーに植物性のチーズやヨーグルト、さらにはハムやソーセージがまとめてある場合もあります。小売店は常に商品ラインナップを見直しているので、行きつけのお店でもまめにいろいろなコーナーを見てまわると、時に大発見があるかもしれません。

案外盲点となっているのが、和菓子コーナーです。団子、まんじゅう、ようかんのなかには動物成分を含まないものが思いのほか多数あるので、おやつが欲しい方は要チェックです。八ツ橋も昔ながらのものなら問題ありません。残念ながら、桜もちのようなピンク色のお菓子はカイガラムシの色素であるコチニールが入っています。

直売所・農協・業務用食品店

農作物を安く買うには、いくつかの方法があります。まずは**農家の直売所**。スーパーの規格に合わない野菜などが格安で販売されています。地域の文化センターなどで地元の直売所マップを手に入れておくと便利です。

次に**農協（JA）の農作物コーナー**。地場の新鮮な農作物が手頃な値段で手に入ります。

また、少し珍しい野菜が手に入るのも魅力のひとつです。調理法は後で調べることにして、知らない野菜も積極的に買うようにすれば、料理のレパートリーが増えていきます。

お買い得という点では**卸売市場や業務用食品のスーパー**も見逃せません。こうしたお店は、とりわけ多量の農作物を安く買いたいときに役立ちます。

自然食品店と輸入食品店

自然食品店と輸入食品店はビーガンの強い味方です。身近なスーパーに卵不使用マヨネーズや豆乳ヨーグルトがなかったとしても、これらのお店へ行けばきっと置いてあります。普通のお店では手に入りにくいビーガン対応のレトルト食品や冷凍・冷蔵食品、調味料、それにお菓子も見つかるでしょう。日本のスナック菓子はほとんどが動物成分を含むので、ビーガンにとっては購入対象外ですが、海外のお菓子には動物成分を含まないものがたくさんあります。

自然食品店はさらに、無農薬・無肥料の野菜も取り揃えています。少々割高ですが、農家さんの応援も兼ねてときどき購入するだけでも意義はあります。お財布と相談してみてください。

地元の自然食品店は、グーグルマップに「自然食品店」と入力して探すのが楽ですが、大きめの百貨店や駅のモールに入っていることもあります。一方、輸入食品店がなかなか見つからないという人は、全国チェーン店の**業務スーパー**を当たってみましょう。店舗によるかもしれませんが、動物成分なしの輸入食品がかなり見つかります。

ネット通販

外出が難しい人、近所に手頃な食料品店が見当たらないという人にとっては、インターネットが役立つでしょう。**マクロビ系の通販サイト**を訪れると動物成分なしの商品がたくさん見つかります。手頃な値段でバラエティ豊かなビーガン食品が買えるお店としては、何といっても台湾料理店の**中一素食店**をお勧めしないわけにはいきません。わが家では同店で買える「和風昆布椎茸だし」を常用しています。また、ビーガン・ベジタリアン食品の老舗《しにせ》である**グリーンカルチャー**（旧グリーンズベジタリアン）もこの分野の人気通販店です。

食べものだけじゃない

買い物の話をしたついでに、食品以外のものについても触れておきましょう。

娯楽

娯楽については簡単です。動物園・水族館・動物カフェなど、動物を囲った施設へ行くのはやめましょう。もちろん、動物を使う芸能や競技、サーカスも避けます。世のなかには動物を苦しめない娯楽がいくらでもあるので、ビーガンが退屈に悩むことはありません。

衣服

衣類も非動物性のものを難なく探せます。もっとも、動物性素材は名称を見ただけでは動物性とわからないことがあるので、**素材の正体を確かめるのは大切な作業**になります。

パイソン（蛇）、クロコ（わに）、オーストリッチ（駝鳥《だちょう》）などは比較的わかりやすいかもしれませんが、ダウンが鳥からむしり取られた羽毛であることはあまり消費者に意識されていません。ウールは動物に無害と思えますが、PART02で見たとおり、羊を苦しめるので避けましょう。

ここでもやはり、動物性でなければ何でもいいのか、と疑問に思う人はいるかもしれません。これは大事な着眼点です。たとえば綿の栽培は往々にして労働者の人権侵害をともない、ポリエステルのような石油由来の素材は生産と廃棄の段階で環境破壊を引き起こします。**ファストファッション**と呼ばれる安い衣服はバングラデシュなどの国で労働者を搾取してつくられます。脱搾取の理念にしたがえば、可能なかぎりこうした衣服を避けるのが望ましいといえます。

安い服を浪費する代わりに、地球や人権に配慮してつくられたエシカルファッションブランドと呼ばれる衣類を長く大事に使うのもひとつの方法でしょう。あるいは非動物性の古着を購入するという選択肢もあります。古着は発展途上国に輸出されて大量のごみとなったり、安値で売られて現地の衣服生産者を廃業に追い込んだりしているので、私たちが積極的に古着を利用することは多少なりともその問題解決につながると考えられます。

化粧品と日用品

化粧品や石鹸や洗剤などについては、動物成分の有無とともに、開発の過程で動物実験がおこなわれていないかどうかを確かめることが必要になります。

動物実験をしていない化粧品・日用品ブランドはインターネットで調べられますが、ビーガンのあいだで人気なのは何といっても**アイハーブ**(**iHerb**)です。また、クセが強いので相性はわかれますが、**ラッシュ**(**LUSH**)もこの分野では有名どころです。入浴用石鹸では**アレッポ**もまた、パーム油や余計な化学物質を含まない点で多くのビーガンに愛用されています(わが家もアレッポ推し)。

インドの日用品を扱う**いっちゃ**という通販店は、コスメからヘアケア用品、ハーブ、さらにはナチュラル系の薬やお香まで、さまざまな商品を取り揃えています。蜂蜜や乳成分を含む商品には注意が必要ですが、ビーガンが利用できるものも豊富にあるので、詳しくラインナップを見てみるとよいでしょう。

洗浄剤や消臭・除菌剤では**株式会社エシカルの「ef」**が勧められます。動物と環境に配慮してつくられ、なおかつ幅広い用途に適した貴重なブランドです。洗剤では「**えみな**」というブランドのものが万能かつ効果てきめんで、ビーガンか否かを問わず定評があります。

また、植物性の廃食油からつくられた**ねば塾の「しらかば粉石鹸」**も、環境にやさしく多様な使い方ができる優れものです（「しらかば粉石鹸SS」や「しらかば粉石鹸999」はパーム油を含むので要注意）。

洗剤に関しては、代わりに**重曹を使う**手もあります。なお、食器洗いで洗剤を使いたくないという理由から、「激落ちくん」などのスポンジを使う人もいると思いますが、こうした洗剤いらずのスポンジは、微細なプラスチックごみとなって環境を汚染するので勧められません。

医薬品

動物実験といえば、医薬品はどうでしょうか。目下、医薬品の開発ではほぼ例外なく動物実験がおこなわれます。とすると、ビーガンは医薬品を使ってはいけないのでしょうか。結論を言うと、**ビーガンが医薬品を使うことに問題はありません**。私たちにはできることとできないことがあります。動物実験を経てつくられた医薬品とそうでない医薬品があり、私たちがどちらを使うか選べるのであれば、後者を選ぶべきでしょう。けれども選択肢がないのであれば、不本意であっても動物実験を経てつくられた医薬品を使うしかありません。ビーガニズムはあくまで**可能なかぎり**、つまり選択肢があるかぎり、動物搾取への加担を避ける生き方です。

そのうえで私たちは、動物実験に反対する団体――動物擁護団体のPEACEやJAVA――を応援し、政府や製薬会社に医薬品開発での動物実験をなくすよう声を送り届けていくことができます。

ペット（すでに飼っている場合）

最後に、ペットについて触れておかなければなりません。ビーガンはペットの飼育についてどう考えるべきでしょうか。

現在、すでにペットを飼っている人は、もちろんそのペットを大切にすべきでしょう。悩ましいのは餌です。兎《うさぎ》やモルモットは草食なので問題ありませんが、猫などは肉食なので、ビーガンはその食性に合った動物性の餌を与えるべきか、肉食の動物でも食べられる植物性のペットフード（ビーガン・ペットフード）を与えるべきかで悩むことになります。

これは答の出ない問題かもしれませんが、私であれば後者を選びます。動物性のペットフードに含まれるマグロ類などは、漁業によって絶滅の危機に瀕《ひん》しているうえ、漁獲の過程で多大な苦しみを被ります。さらに漁業はPART02で解説したように、奴隷制などの人権侵害にも深く関与しています。動物がどうしてもビーガン・ペットフードを食べようとしないのならともかく、食べてくれるのならそれを与えたほうが、総合的に見て倫理にかなっているでしょう。

肉食の動物に植物を食べさせるのは不自然だという意見もありますが、猫に外洋魚や畜産物を食べさせるのもそれはそれで不自然であり、また皮肉にも一般の「動物性」キャットフードは多量の植物を含んでいます。さらに、マグロのような大型の肉食魚は食物連鎖を介して高濃度の汚染物質を体内に溜め込んでいるので、その肉がペットにとって本当に健康的といえるのかも定かではありません。

というわけで、ペットを飼っているビーガンは、なるべくビーガン・ペットフードでの飼育を試みるのがよいと思います。栄養学的な観点から特に定評があるのは、**エイミ**（**Ami**）、**ベネボ**（**Benevo**）、**ワイソン**（**Wysong**）などのブランドです。

ペット（これから飼いたい場合）

今は飼っていないけれどもペットが欲しいという人は、その考えを捨てましょう。

ペットを購入すれば、繁殖用の動物を使い倒し、不良在庫となった動物を処分するペット業者を応援することになります。

売れ残りのペットを購入しても同じことです。その行為は目の前の一匹を救う代わりにペット業者をうるおわせ、結果として多数の動物を苦しめることになるので、買い手の意図に関係なく加害行為となります。「優良」ブリーダーからペットを購入するという選択肢もありますが、それは動物売買と品種改変の後押しになるので、やはりいただけません。

そもそも、自分が欲しいから動物を飼うという考え方自体が、動物を所有物とみなす支配者的なエゴであることに、私たちは気づく必要があります。ペットは「伴侶動物」と称されますが、伴侶はお金で買うものではありません。

動物飼育のなかで唯一倫理的と考えられるのは、**保健所や動物保護団体から捨て猫や捨て犬を引き取る**という選択肢です。ただしその場合も、「自分がペットを飼いたいから」ではなく、**行き場のない動物を救いたいという真摯《しんし》な動機が根本になければならない**と私は考えます。

外食をどうするか

おそらく、ビーガンになりたての人が特に困るのは外食でしょう。一般のカフェやレストランには食べられそうなものがほとんどありません。いっそ外食をしないのがよい、と言ってしまえばそこまでですが、自宅で料理をつくるのが面倒なときや、出先でお腹がすくときもあると思います。会社勤めの人は休憩時間に何を食べるか考えなくてはなりません。というわけで、次にビーガンが利用できる外食店を検討してみましょう。

ビーガン対応店

もしかすると、生活圏内やその周辺にビーガン対応のレストランがあるかもしれません。ご自身が暮らす地域にそうした店がないか、一度は調べてみることをお勧めします。あればぜひ行ってみましょう。私の経験では、価格設定が高めで普段から利用するには難しい店が多い印象ですが、特別な機会に訪れる場所として知っておくだけでも便利です。また、専門店を訪れると、自宅でつくるビーガン料理の着想も得られるにちがいありません。

ハチドリィ（Hachidory）という情報サイトでは、全国のビーガン対応料理店を探すことができます（www.hachidory.com）。

身近な外食店

まわりにビーガンレストランがなくても（普通はないので）落ち込むことはありません。数年前とちがい、今では身近な外食店でも動物成分なしのメニューを選べるようになりました。**サイゼリヤ**のペペロンチーノ、**ロイヤルホスト**のベジタブルカレー&雑穀ごはん、**カレーハウスCoCo壱番屋**のベジカレーのシリーズなどは、ビーガンでも食べられることで有名です。**モスバーガー**、**ドトール**、**タリーズ**、**スターバックス**などもビーガン対応のメニューを取り揃えはじめました。ファストフード店なら最低でもポテトフライなら食べられます。

正直、私は安い食品の生産にともなう労働搾取の問題などが気になるので、あまりこうした店を推したくないのですが、出先でとりあえず何かを食べる必要があるときにはありがたい存在でしょう。

現在ほど外食店に植物性メニューが普及していなかった時代には、**カフェ**や**居酒屋**が利用されていました。多くのカフェにはパスタ料理があり、ものによっては店員さんに頼んで動物成分を抜いてもらえることがあります。お店に気をつかって要望を遠慮する必要はありません。居酒屋では枝豆や冷奴《ひややっこ》など、少なくとも何品かは食べられるものが見つかるので、特に大勢で食事をする際には役立ちます。冷奴を頼む際はおかかを抜いてもらいましょう。

外国料理店

外国料理のお店も重宝します。とりわけ**インド料理店**や**ネパール料理店**には、ダルカレー、ベジタブルカレー、ベジタブルビリヤニ、サモサなど、ほぼ確実に動物成分なしのメニューが複数あります。カレーにはたいていミルク（キリムといわれるもの）がかかり、定食の添え物には乳成分入りのドレッシングをかけたサラダやヨーグルトのデザートが付くので、これらは店員さんに頼んで取り除いてもらいましょう。日本語でのコミュニケーションが難しければ「ノーミルク」などの言い方でもわかってもらえます。代わりにサラダには塩とオリーブ油をかけるという手があります。ドレッシングを持参してもよいでしょう。こうしたお店は駅前や道路沿いなどに何気なくあるので、目を光らせておくのが大事です。

韓国料理店というと肉料理が多い印象かもしれませんが、ピビンパ（ピビンバ）やチヂミは卵を取り除いてもらえば食べられる場合がほとんどです。うまくするとナムルなどにも動物成分不使用のものがあるかもしれないので、店員さんに尋ねてみましょう。魚醤《ぎょしょう》は店員さんでも見落としやすいので、肉・乳・卵に加え「魚介類もなし」という点を伝えるのがポイントです。

その他、**台湾料理店**では野菜炒めなどが食べられるほか、相談次第で料理から動物成分を抜いてもらえることがあります。ビーガン食を表す「素食」という字を店員さんに見せれば通じるでしょう。**イタリア料理店**では時に動物成分なしのパスタやピザ、あるいは焼き野菜などのメニューが見つかります。正式なメニューとしてはそうしたものがなくとも、やはり店員さんに頼めば動物成分を抜いてもらえるかもしれないので、相談してみる価値はあります。中東系や東南アジア系のエスニック料理店にも、まれに動物成分なしのメニューがあります。

和食店

和食のお店は現状、ほぼすべてのメニューにかつおだしが含まれているので、ビーガンにとってはもっとも不便といわざるを得ません。天ぷらの衣にも往々にして卵が使われています。動物成分を抜いてほしいと店員さんに頼んでも、たいていは冷たくあしらわれます。というわけで、一般の和食店は「ないもの」と考えるのが賢明です。

しかし和食店のほかに手頃なお店がない、という地域もあるでしょう。そんな場合は、**植物性の麺つゆや昆布だしのパックを常備**しておけば、そば屋などを利用することもできます。麺を漬けるものはこちらで用意し、店ではつゆなしのざるそばなどを頼むという方法です。だしのパックは店の水・醤油と混ぜ合わせてつゆ代わりにできます。

とはいえ、ほかのお店で動物成分なしのメニューが食べられるならそちらへ行くほうが楽なので、これはあくまで選択肢がかぎられている状況での切り抜け方です。料理店が食の多様性に配慮し、かつおだしではなく植物性のだしを使うようになってほしいと願います。

なお、東京の高尾山にある**高尾山スミカ・蕎麦処**にはバラエティ豊かなビーガンそばのメニューがあるので、観光に訪れた際はぜひ立ち寄ってみてください。

旅行を楽しむために

準備

慣れない土地に旅行や出張をする際は、買い物や外食の知恵に加え、多少のプラスアルファがあれば安心です。まず、あらかじめ**滞在先周辺の外食店をチェック**しておきましょう。運がよければビーガン対応のレストランを見つけられますが、それがなかったとしてもインド・ネパール料理店は高い確率で見つけられます。

念のため、**いくらかの軽食や調味料を持っていく**と便利です。植物性のだしパックと味噌を持っていけば、宿泊先でお湯をもらうだけで味噌汁をつくることもできます。ミックスナッツ、ドライフルーツ、干し芋、干し無花果《いちじく》なども、軽食や間に合わせに役立ちます。特に非ビーガンの人と連れ立った際は、良い店を探していつまでも周辺を回ることに気が引ける場合もあると思うので、いっそ適当な店へ入って食べられるものがないかを確認し、なければこうした間に合わせでその場をしのぐ手も考えられます（もちろん苦肉の策ですが）。

可能であれば、旅立ちの際に弁当を持っていくか、あるいはパン屋やインド・ネパール料理店に寄って一、二食分のベーグルやサモサを買っていくと、現地へ着いた当日やその翌朝の食事に困らないですみます（ジャムは持参）。とりわけ現地で朝早くから用事があるときは、ホテルの朝食もとれず、周りの店も閉まっていることがあるので、コンビニの利用が難しいビーガンとしては、こうした備えをしておくと助かります。

旅先の散策

旅先での過ごし方はもちろん自由ですが、田舎町や観光名所などを訪れて**昔ながらの和菓子屋**を見つけたら、ぜひ立ち寄ってみてください。現地ならではの珍しい餅菓子やまんじゅうのなかに、ビーガンでも食べられるものが豊富にあります。中部地方へ立ち寄ったら五平餅を食べないわけにはいきません。

同じく、**漬け物や乾物のお店**を探すのも楽しいひとときです。**道の駅**があったら、かならず立ち寄って中を一周しましょう。特産物コーナーで面白いものを発見できたら、喜びもひとしおです。

ホテルでの食事

ホテルはベジタリアン対応の食事提供が可能なところであれば理想的ですが、ビュッフェ形式やバイキング形式のところでも問題ありません。ホテルの人に（できれば事前に）動物成分なしの品目を尋ね、そのなかから好きなものを選んで食べられます。

参考までに、私が北海道のホテルに宿泊したときのことを振り返ってみます。当時の私はだしやドレッシングを携行する知恵がなかったので、食事に関しては何の用意もなかったことになります。

例によってホテルの従業員さんに動物成分不使用のメニューを尋ねたところ、食べられるもののリストを渡されました。書かれていたのは「サラダ（ドレッシング不可）・豆腐・白米・とろろ・おかゆ・シリアル・蒸し芋・蒸しカボチャ」のみ。ビーガン初心者の人は心が折れそうになるかもしれませんが、まだ諦めるには早いです。

料理が並ぶテーブルを見渡すと、紙には書かれていなかったポテトフライがありました。味噌汁の脇には汁に混ぜる海草類があり、別の箇所には香菜、ひまわりの種、とうもろこしなどが置かれています。サラダの横にはプチトマトやブロッコリーのほか、塩、胡麻、オリーブオイル、バジルオイルなどが並んでいました。

そこで私は、シリアルの上に海藻や香菜をのせ、胡麻と塩をふりかけて主食としました。サラダには単品野菜と胡麻を加え、ドレッシング代わりに塩とオイルをかけました。主菜は蒸しカボチャ、ひまわりの種、とうもろこし、ポテトフライで足ります。おかわりでは組み合わせを変え、お腹は一杯になりました。一人前の立派な食事です。

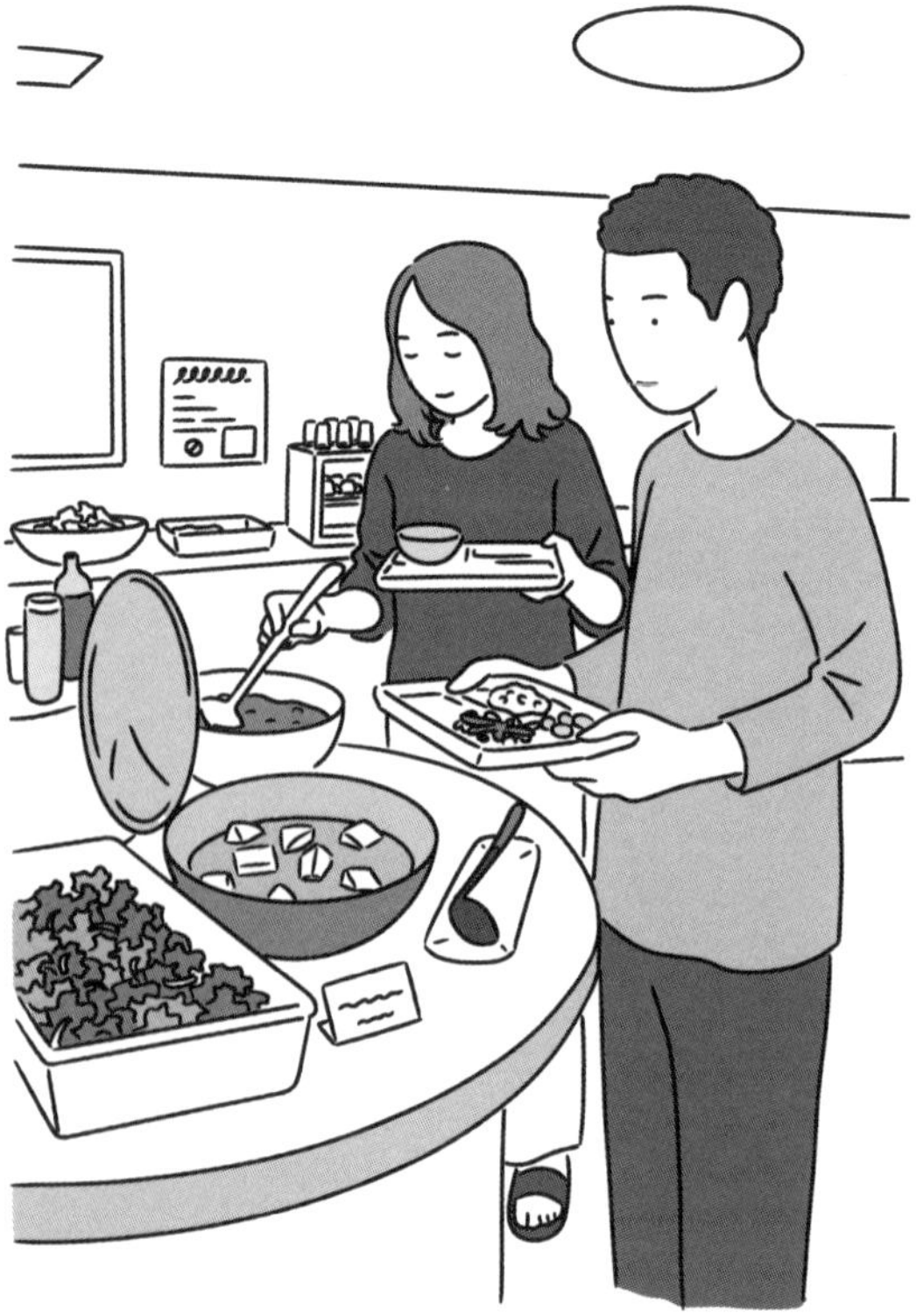

最後に、これがいちばん大事なポイントですが、チェックアウトの際には受付の人にお礼を言い、レストランに菜食対応のメニューを揃えてほしい、と笑顔で要望を伝えました。

PART 04

ビーガンの世渡り術

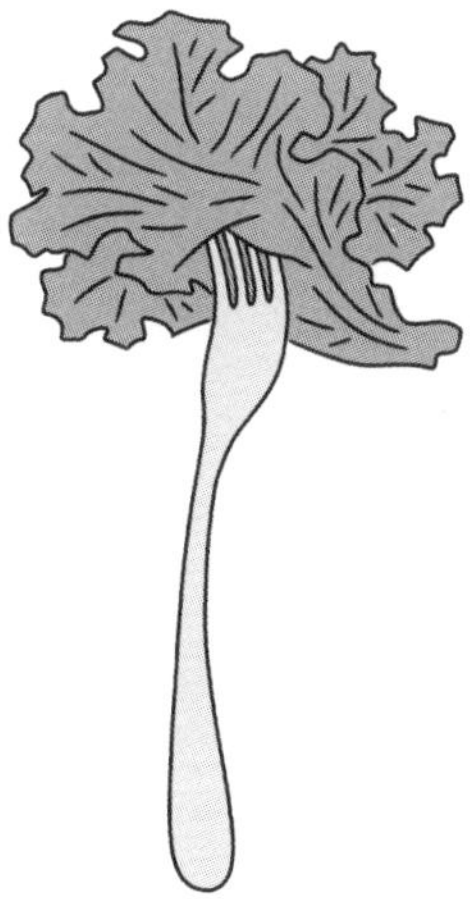

ノウハウがわかれば、ビーガンとして生きるのはそれほど非現実的ではないことに気づかれるかと思います。ビーガンの生活術はほとんどがちょっとの工夫でできることであり、知ってしまえば特に大変な取り組みでもありません。

今日の日本ではどんな町にも田舎《いなか》にも直売所やスーパーがあり、少し人が集中している地域へ行けばレストランや複合商業施設があります。自然食品店は地方のほうが見つけやすいこともあります。パソコンやスマートフォンがあれば、どこに暮らしていても良質なビーガン食品を買うことができます。収入や体質などの条件によって選択肢の幅はちがってきますが、少なくとも物理的にビーガニズムが実践できない環境はほとんどないといってよいでしょう。

ビーガンにとって悩みの種になりやすいのはむしろ、**人間関係**です。ビーガンになったことでまわりの人々と距離ができてしまったという悩みはよく聞かれます。ビーガニズムの話題がきっかけで友人や家族と口論になるケースも珍しくありません。食生活のちがいをめぐってパートナーとの喧嘩を繰り返した結果、離婚に至った人々もいます。それほどでなくとも、人から動物性食品のプレゼントや差し入れを渡されたときにどうするかなど、細かな悩みは生じるでしょう。

これはなかなか厄介な問題です。ビーガンは、非ビーガンが圧倒的多数を占める社会で、どのように良好な人間関係を築いていけばよいかを考えなくてはなりません。

海外にはビーガンの悩み相談やコミュニケーション術をあつかった書籍があります。この章ではそれらの知見と、私がビーガンの人々からうかがったさまざまな体験談を踏まえ、人づきあいを健全に保つ方法について模索してみました。これは絶対の正解というわけではなく、人間関係から生じるすべての問題に対処できるような処方箋でもありません。しかし、ビーガンと非ビーガンの関わり方を考えるための、ひとつのヒントとして役立てていただけるのではないかと思います。

まわりの大勢とのつきあい方

カミングアウト

まず、ビーガンになると決めたら、まわりの人々に**なるべく早く打ち明けましょう**。学校の友人であれ会社の同僚であれ、一緒に食事をしたり食べものをおごり合ったりする場面は案外多いので、これは重要になります。相手が恋人や伴侶でなければ、重くならないよう、雑談のなかで気軽に伝えるのがよいでしょう。この時点ではまだ自分がビーガンになった理由を説明する必要はありません。

「ビーガンって知ってる？」

「なんか聞いたことあるな。何だっけ」

「ベジタリアンみたいなものなんだけど、要は動物性のものを食べないってやつ。あれをやってみようかと」

「え！　じゃあ肉とか食べないの？」

「そう。あと乳製品とか卵とかも。まぁお菓子なんか大好きだからどれだけ続くかわかんないけどね」

「食べれるもの、ないじゃん！」

「ははは、まぁそこはぼちぼち考えるよ」

初めはこの程度でよいでしょう。相手によっては、急に栄養士か何かになったように長々と健康上のアドバイスをしてくることもありますが、「ふむふむ、そうなんだ、ありがとう！」とだけ言って聞き流しておけば問題ありません。仲良しの人が新しいことに挑戦しようとしていたら、心配してあれこれ世話を焼きたくなるのが自然な心理です。

とはいえ、これだけで周囲がこちらをビーガンとしてあつかってくれることは、まず期待できません。大多数の人は普段、動物性食品とそうでない食品を分けたり、原材料のラベルを読んだりはしないからです。なにげなく卵や乳成分の入ったお菓子をプレゼントされることもあるでしょう。あるいはいっしょに昼食を食べようと誘われ、ビーガン対応の食べものがない店へ連れていかれそうになることも考えられます。そんなときはどうすればよいのでしょうか。

身近な人からのもらい物

日常的に顔を合わせる人々からのもらい物については、動物成分が入っている場合、**明るくお礼を言って断る**のが後々のためになります。「ありがとう！　でもこれ乳成分が入ってるから、気持ちだけいただいとく！」あるいは「ありがとうございます！　でも自分ビーガンなんで、よかったら○○先輩にプレゼントしてあげてください（笑）」といった返し方であれば気まずくなりません。

これを繰り返していると、そのうち相手のほうがプレゼントを選ぶ際に原材料を確認し、ビーガンが食べられるものを買ってきてくれるようになります。ちょっとくらいなら大丈夫だろうと思って動物成分入りのお菓子などをくれようとする人もいますが、そうした場合でもなるべく断るほうがよいでしょう。「おいしいのは知ってるんだけど、ビーガンは私の砦《とりで》だから！」など、断る際にちょっとした冗談を交えるのもひとつの手です。**「この人は動物成分が入ったものを絶対に受け取らない」と周囲に理解してもらうこと**が肝心です。

逆に、人からのもらい物は仕方ないと思って受け取っていると、まわりはこちらのポリシーを理解せず、いつまでも動物成分入りの食べものを勧めてくるにちがいありません。ビーガンとしての考え方が固まってくると、そうしたものをもらいつづけることのほうが苦痛になります。

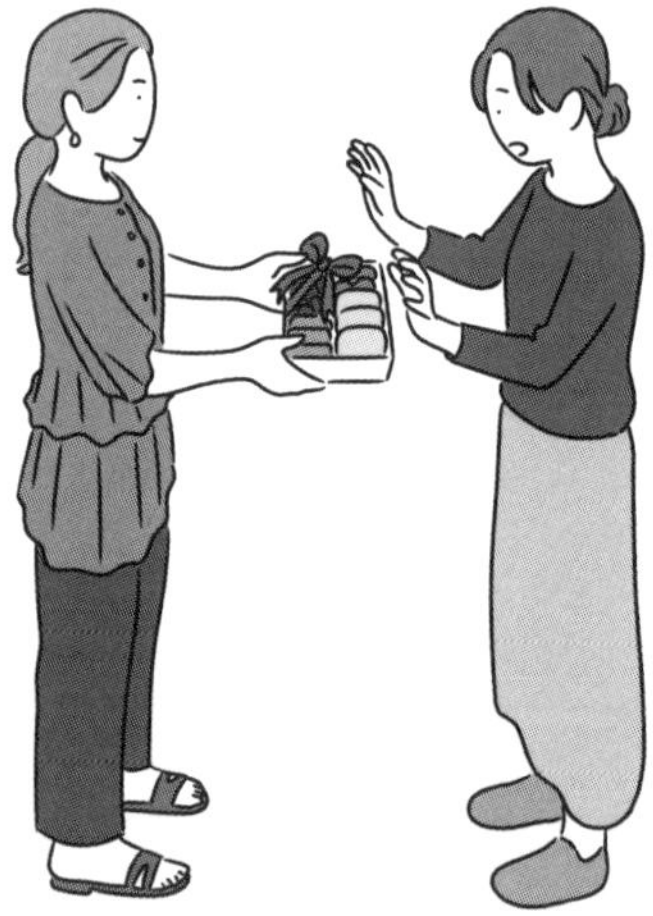

断りにくい相手からのもらい物

友人や同僚への対応はそれでよいとして、仕事上の顧客などから動物性食品の差し入れや贈答品を渡されたときはどうでしょうか。

こればかりは状況によります。たとえば自分一人が贈り物を渡されそうになった場合は、理由を説明して丁重に受け取りを拒否することもできなくはありません。逆の立場で考えてみればわかりますが、普通、相手に特別な事情があって、こちらがプレゼントしようとしたものを受け取ってもらえなかったとしても、申し訳なかったと思いこそすれ、「この人はなんて気難しいんだ、なんて無礼なんだ」とは思わないでしょう。普通の人は、こうしたことがあっても恨みを抱かず、次は受け取ってもらえるものをプレゼントしようと考えます。

とはいえ、現実にはもらい物を拒めない場面も多々あります。たとえば複数人で仕事をしていたら、顧客が全員分の差し入れを届けにきた、ということもあるでしょう。そこであえて「私はビーガンなので」と切り出すのは気が引けます。多くのビーガンはこんなとき、ひとまずお礼を言ってもらっておき、後でそれを同僚に譲るなどしています。このようなケースは自分では避けようがないので、「ビーガンなのに動物性食品をもらってしまった」と自責の念に駆られる必要はありません。

食事に誘われたら

友人や同僚と食事に行くことになったときは、前章で紹介した外食の知恵が活かせます。

いちばん安心なのは、あらかじめ人と食事をする可能性を想定して、学校や勤務先の周辺にある手頃な外食店を（できればいくつか）探しておくことです。これは習慣にしたほうがよいかもしれません。しかしその準備がなくとも、ビーガン対応のメニューがある外食チェーン店さえ覚えておけば問題ありません。どこへ行こうかという話になったときに、希望の店をはっきりリクエストしましょう。

ただし勤務形態によっては、馴染みがない土地へ出向いて仕事をするというケースもあります。こうした状況では店を選べないこともあるので、ビーガンによってはやはり植物性の麺つゆやだしパックを携行し、蕎麦屋などで間に合わせるようです。日本の現状を考えると、どうしてもある程度の工夫を求められる場面が少なくありません。

ビーガニズムの話になったら

先ほど、自分がビーガンである理由をわざわざまわりに説明する必要はないと述べました が、身近な人から「どうしてビーガンなの？」と訊かれることは充分に考えられます。というより、ビーガンならかならず誰かからこの質問をされるでしょう。それをきっかけに、ビーガニズムや動物問題についてまとまった話をすることになるかもしれません。あるいは話し相手がビーガンの行動に疑問を呈することもあります。
このようなときに受け答えの仕方を間違えると、互いの感情が刺激されて口論になってしまうことも珍しくありません。口論の原因はビーガンよりも相手のほうにあることも多いのですが、それはそれとして、ビーガンの側としても余計な揉め合いは避けたいところです。というわけで次に、日常的な会話のなかでビーガニズムが話題になったときの心得を考えてみましょう。

簡単な説明から

ビーガンである理由を尋ねられたときには、**まず簡単に答える**のが第一歩となります。「動物がかわいそうだから」「動物のあつかいを知って胸が痛んだから」「動物を苦しめたくないから」などが手頃な答え方です。あえて政治性を隠そうとして「健康のため」などと偽るのは、健康に良いと銘打つ動物性食品を勧められる可能性などもあるので、あまり得策とはいえません。

ちなみに「かわいそう」という感情をあらわにするのは、状況によっては笑われそうでためらいを覚えるかもしれませんが、たとえば私がかつて勤めていた職場（タテ関係の強い男性ばかりの仕事場）にいたとしたら、「いやぁ、動画で畜産の現場を見たンすけど、マジでヤバかったんですよ。人間こんな残酷なのかって……ちょっとトラウマになった感じです」とでも言うと思います。

簡単な質問への答え方

多くの場合、簡単な説明をすれば相手は納得しますが、時にはさらに突っ込んだ質問をされることもあります。「宗教とか？」「何かきっかけがあったの？」「でも食べてあげなきゃ殺された動物がかわいそうじゃない？」などなど。こうしたときの答え方は大事です。

まず基本的な想定として、**相手に悪意はないと考えましょう**。いつも顔を合わせる友人や同僚とあえて険悪な仲になろうとする人は、いたとしてもまれなはずです。日本ではまだビーガンが珍しいので、その考え方に好奇心を抱いてあれこれ質問したくなる人がいるのは無理もありません。相手があからさまに悪質な態度をとっているのでもないかぎり、過度にこちらが身構える必要はないでしょう。

質問に答える際のポイントとしては、**自分語りを中心とする**ことが挙げられます。自分が経験したことや考えたことを伝えるという方針です。ビーガンの話を聞いていた人がときおり反論などをまくし立てるのは、主として罪悪感からの反発だといわれます。つまり、動物を食べる自分が責められているように感じ、自己弁護を図りたい一心からビーガンの誤りを証明しようとする、という心理です。けれどもこちらがあくまで自分の経験を話す方針で一貫していれば、相手のほうも反発心を抱きにくく、むしろ多くの場合、冷静に（かつ興味を持って）その経験談を聞くことができます。

「ところで前から気になってたんだけど、〇〇さんって、なんでビーガンなの？」

「うん、まぁ動物のことが気になってね。かわいそうというか」

「その……何かの宗教とか？」

「いやいや、信仰は持ってないんだけど、食用にされる動物がどんなふうにあつかわれているかを知って、あまりに痛ましかったから。でも当時は肉料理が大好きだったし、せめてこれからは大事に食べようって考えたりもしたんだけど、やっぱり矛盾してるみたいで、そんなことなら私がビーガンになればいいや、って思ったんだ」

このように、**かつての自分が経た葛藤《かっとう》や矛盾を振り返るのも効果的**です。自分も完璧な聖人ではなく紆余曲折《うよきょくせつ》があったということを伝えられるのに加え、相手がみずからの思考を振り返るのにも役立ちます。また、ビーガンになっても思ったほど大変ではなかった、ビーガンになって新しい食の楽しみを見つけた、など、**ポジティブな面を強調するのもよ**

いでしょう。

厄介な質問への答え方

反論のように聞こえる質問も、ビーガンを論破してやろうという意図が根底にあるとはかぎりません。単純にビーガンの考え方を知りたいだけのこともあります。いずれにせよ、定番の質問は決まっているので、おおよその答を用意しておくと楽に話を進められます。巻末にQ&Aと参考資料をまとめましたのでご参照ください。

動物利用に関係するいくつかの数字も覚えておけば説得力がグッと上がりますが、**情報の与えすぎは相手のほうが付いてこられなくなるので要注意**です。自分では少し言い足りないくらいがちょうどよい、と覚えておきましょう。

時には、想定外でどう答えればよいかわからない質問や、自分のなかでも答が出ていない問題を突きつけられることもあります（ビーガンになりたてのときは特に）。でも落ちついてください。ビーガンは倫理的行動を心がける一個人ではあっても、肉食問題や動物問題の専門家ではないのですから、日常の会話ですべての問いに完璧な答を出せなくてもよいのです。「なるほど。うーん、そこはどうなんだろうね」「それ、私も悩むけど、まだ考え中」など、答えられない問いに対しては率直に答えられないことを伝えましょう。
相手がややこしい理屈を持ち出したときには、**現代において肉食はもはや必要ない**（よ**って正当化されない**）という原点へ立ち返るのが有効です。

「いやでもさ、人類はもともと動物と喰《く》う喰われるの関係だったわけでしょ。そういうのを食物連鎖っていうんだよ。それに人類は肉を食べることで進歩してきたっていうし（以下略）」

「まぁその辺はよくわからないけど、今の時代に動物を利用したり食べたりする必要はないから」

これで議論は終了です。イヌイットがどうのという話になっても、「私イヌイットじゃないから」のひと言ですみます。

もっとも、相手がこうした理屈を並べだしたら、ムキになっている可能性が高いので、対抗しようとせずにしゃべりたいだけしゃべらせ、「まぁ、そうかもね」と軽くいなすほうがよいこともあります。**相手が意見を交わしたがっているのか、ビーガンを言い負かそうとしているのかは、見極めが大切です。**後者であれば早々に話を打ち切りましょう。

初めのうちは質問の答に詰まって悔しい思いをすることもあると思います。しかしやがて自分の考えも固まり、伝え方もうまくなります。相手がビーガニズムの話題に触れるのは、そのことが気になるから、それに興味があるからです。ビーガンにとっては自分の考えを理解してもらえるチャンスでもあるので、堂々と、友好的にコミュニケーションを図りましょう。

家族の理解を得るには

これはおそらくいちばん簡単そうで、いちばん難しい問題です。

夫婦間や親子間では遠慮がないので口論が起きやすく、しかも友人や同僚とちがって関係がいつまでも続くため、争いの種となる問題については適当にごまかさず、はっきり決着をつけたいという心理も働きます。加えて、ビーガンにとっては家族が目の前で動物性食品を食べること、家族のために動物性の料理をつくらされることなどが、大きなストレスになります。かたや動物性食品を食べたい家族は、ビーガンに合わせることを重荷や苦痛と感じるかもしれません。

このため、ビーガンと非ビーガンのカップルが結婚を考える場合は、本当にやっていけるかどうかを厳しい目で検討し、衝突しそうな事柄について事前によく話し合う必要があります。他方、現時点で伴侶や身内と暮らしている人がビーガンになろうとしたときは、家族の理解を得て、必要な落としどころを探らなくてはなりません。

ともにビーガンになる

家族といっしょにビーガン生活へ移行することができれば、もっとも理想的といえます。実際、円満な家庭生活を送るビーガンの人々に話を聞くと、家族とともに動物問題を学び、ともに畜産物消費をなくしていった、という例が多いことに気づきます。

これからビーガン生活をはじめようと思った人は、自分にきっかけを与えた本や映画を家族にも勧め、話し合いながらともに暮らしを変えていくのがよいでしょう。

ビーガニズムに合わせてもらう

自分はすでにビーガンである、あるいは今すぐビーガンになれるけれども、家族が肉食にしがみついている、という場合は、うまく話を運んでビーガニズムに合った家庭生活を築いていくことが課題となります。そのためにはビーガンとしての要望を家族に受け入れてもらわなければなりません。

まず、人は考え方を変えるよう求められることに強い反発を覚えます。したがって「もう少し動物のことを考えてほしい」といった要望は口論の原因となりかねません。

しかし、内面を変えるのではなく行動を調整するだけでよいということであれば、反発は大幅に抑えられます。現に家庭生活では洗濯物の置き場所から電気やシャワーの使い方まで、行動に関わるさまざまな要望を家族同士で交わします。ビーガニズムも同じと考え、相手に**どんな人間になってほしいかではなく、どう振る舞ってほしいかを伝える**ようにすれば、要望は通りやすくなるでしょう。

要望を伝えるときは、何をしてほしいのか、なぜそうしてほしいのかを、できるだけ具体的に言葉にすることが重要です。そしてここでも、自分の見方や感じ方を理解してもらうことにフォーカスを置きます。卵を見ると自分はどうしてもバタリーケージの光景を思い出してしまい、つらい気持ちになる、だから卵を買うのはやめたいし、やめてほしい、といった具合です。

怒りよりもその根底にある悲しみを伝えるように心がけましょう。怒りは往々にして反発を生みますが、悲しみは共感を生みます。加えて、弱さを打ち明けることは相手への信頼を表します。自分が信頼されていると感じた相手は、こちらに対し、より心を開きやすくなります。弱さを見せるのは恥だ、という考え方は広く行きわたっていますが、相互理解のためには時に弱さを見せる勇気も求められます。

家族が変わるには長い時間がかかる場合もあるので、**長期的な視野を持つこと**が大切になります。自分以外の家族が、これくらいならいいだろうと考えて動物成分の入った何かを買ってくるなど、意識のちがいを感じる場面もあるでしょう。しかしそのようなときにも過度に責め立てるのではなく、次はこうしてほしいということをおだやかに伝える余裕は持っておきたいものです。至らないところも含め、相手の人となりを尊重することに努めれば、相手もこちらの人となりを尊重しようとするでしょう。

家族に料理をつくってもらう場合

ビーガンと非ビーガンの家庭生活で困りがちなのは、何といっても料理づくりです。これについては、料理を担当するのがビーガンなのか非ビーガンなのかによって、行動が変わってきます。

まず、非ビーガンの家族が料理をつくっている場合を考えてみましょう。非ビーガンの家族がビーガンの伴侶や子どもに合わせてビーガン料理をつくってくれるのだとしたら、これはとてもありがたいことです。私たちは家族が料理をつくってくれることに対し、感謝を忘れがちですが、このようなケースではかならず感謝を伝えましょう。一度きりではいけません。いつもおいしいビーガン料理をつくってくれることに対し、日々感謝の意を表すのです。

時には台所を覗き、家族のレシピを学んでみずから料理をつくってみるなどの努力もしましょう。台所へ立つことのなかった家族が、ビーガンになって料理づくりに興味を持ったとなれば、非ビーガンの家族も悪い気はしないはずです。**ビーガンになって自分が良い方向に変わったことを示せれば**、家庭生活は険悪になるどころか、以前よりも円満になる可能性すらあります。

自分が家族の分まで料理をつくる場合

では逆に、ビーガンが料理を担当している場合はどうでしょうか。その人は非ビーガンの家族に合わせて動物性の料理をつくらされているかもしれません。ビーガンにとって、非ビーガンの生活スタイルに合わせることは大変な苦痛です。

こうした場合に考えられるのは、**三段階の説明**です。

第一に、自分がビーガンになったわけを話します。

第二に、ビーガンになった自分はもう動物性の料理をつくれない、つくるのはつらい、と伝えます。

そして第三に、「必要なら好きな動物性料理のレシピを教えてあげる」と言います。

つまり、自分はもうビーガン料理しかつくりたくないけれども、家族が動物性の料理を食べたいなら、いつでもレシピを教えてあげる、という提案です。動物性の料理は食べたい人がつくればよいというだけなのですから、これは押しつけでも何でもありません（逆に、つくりたくない料理をつくらせるのは押しつけです）。淡々とビーガン料理をつくり、家族から不満の声が上がったときには「うん、いいよ。お肉料理が食べたいなら、つくり方は教えてあげるから、自分でつくろうね」と答えましょう。

力関係のなかで

人によっては、料理などに関し自分の主張を通しづらい立場に置かれているかもしれません。家族のなかでも暗黙のうちに力関係がつくられ、自分がしたくないことをさせられたり、言いたいことを言えなくなったりするケースはあります。

とりわけ主婦となった女性は不利な立場に置かれがちで、望まない家事役割その他を夫やその親族に事実上強要されることが珍しくありません。そうした状況でビーガンとしての自己主張を通そうとすれば、猛反発が来る不安もあるでしょう。

このような家族間の力関係は、家父長制や家制度の根強い伝統と結びついており、本来であれば各家庭で解決していくべき問題というより、ジェンダー教育などを通した**社会的取り組みによって解決していくべき問題**だと考えます。夫に夫の人生があるように、妻には妻の、親には親の、子には子の人生があるといった、当たり前の認識が共有されなくてはなりません。

ただ、**当面できること**があるとすれば、第一に家族の性格を顧《かえり》みつつ、食生活について冷静に話し合える場がないかを探ることです。具体的な話し合いの進め方については、次の節が参考になればと願います。

親族の集まりなどでビーガニズムの妥協を強《し》いられそうな場合は、できれば出席を避けるのが無難です。その際、伴侶に事情説明のことづてを頼むのはひとつの方法でしょう。同じく、伴侶の理解はあるけれどもその親族が理解をしてくれないというときは、伴侶の口を通して親族にビーガンとしてのポリシーを伝えてもらうのがよいこともあります。

もっとも、こうしたことを試みても、なおジレンマを負わされる場面はあるかもしれません。家族関係を健全に保ちつつビーガニズムを貫くことは、場合によってはとても厄介《やっかい》な課題となります。

異論はあると思いますが、私はこうした大きな圧力が働いている状況で実践上の妥協を強いられている人が、ビーガンを名乗れないとは思いません。**脱搾取**《だっさくしゅ》**の意思を持ち、自己決定が許されるかぎり動物搾取の産物を消費しない人は、まぎれもなくビーガンです。**

建設的な対話のために

学校や職場でのつきあいしかない人々ならともかく、恋人や家族のような近しい人々との関係では、ビーガニズムについてしっかり理解してもらうための対話は避けて通れません。ビーガニズムは日々の生活に関わるので、他人同士なら受け流してよい話題でも、密な関係のある人々とはよく話し合わなければならないことがあります。そこで仲たがいを起こさないために、何ができるでしょうか。

喧嘩の原因は、自分と相手のどちらかが他方の琴線《きんせん》に触れることにあります。実際のところ、私たちは知らず知らず互いの琴線を刺激していることがあり、それが互いのうちに不満となって溜まり溜まった結果、あるとき、ささいなきっかけで大喧嘩になる、というパターンは珍しくありません。口論の際に昔のあれやこれやを蒸し返して収拾が付かなくなるのはそのためです。

これを防ぐにはまず、**自分の琴線を理解すること**が欠かせません。過去の経験を振り返り、自分がどのような場面で怒りを感じたか、なぜそれに怒りを感じたのかを考えてみましょう。こまごまとした腹立ちエピソードのなかに共通の要因が見つかったとしたら、それが自分の琴線です。こうした自己分析をおこなうと、怒りの暴走を防ぐことに役立ちます。

近しい人とのやりとりで、相手がこちらの琴線に触れたとわかったら、**会話の一時中断を求め、互いが落ち着くまで時間を置きましょう**。その後、充分に頭が冷えたところで、何が琴線に触れたのかという点も含め、問題に思う事柄を話し合うのが賢明です。

自分の考えが相手に伝わらない、つまり「聞かれない」という状況は、とりわけ人にとってストレスになります。これはビーガンにとっても非ビーガンにとっても変わりません。良好なコミュニケーションのためには**「聞く」という作業が大切な意味を持ちます**。相手の話をさえぎらず、たとえその内容が間違っていると思っても最後まで聞きましょう。

時には相手の言葉を自分なりに言い換えてみる、あるいはわからなかった点を尋ねるなどして、「私はあなたの話を聞いている」ということを相手にそれとなく伝えるのも、良い効果をもたらします。ただしその際、相手の言葉をことさらに悪くゆがめて捉えることは避けなければなりません。それはそれで、相手からすれば自分の考えが伝わっていない、聞かれていないと感じるでしょう。

こちらの先入観や是非の判断を差しはさまず、まずは相手のあるがままを受け止めることが、基本的でありながら大きなコミュニケーションの課題といえます。

相手を受け止めたうえで、その考えや振る舞いに納得できないときは、もちろんそれを指摘することになります。しかしここでも、相手の人格を責めるのではなく、もっぱら行動の見直しを求めるようにすれば、話が進めやすくなるでしょう。

そして、**問題よりもそれを解決するための方法について話し合う**のが建設的です。そもそもビーガンとは、そもそも肉食とは、などの話題は、当面解決したい問題があるときには、いったん脇へ置くのがよいこともあります。泥沼を避けるには、論点をなるべくひとつに絞るのが有効です。

話し合いのゴールは自分の正しさを示すことでも、相手の誤りを証明することでもありません。ゴールは互いにとって良好な関係のあり方を一緒に考えることなのだという点を、常に忘れないでおきましょう。

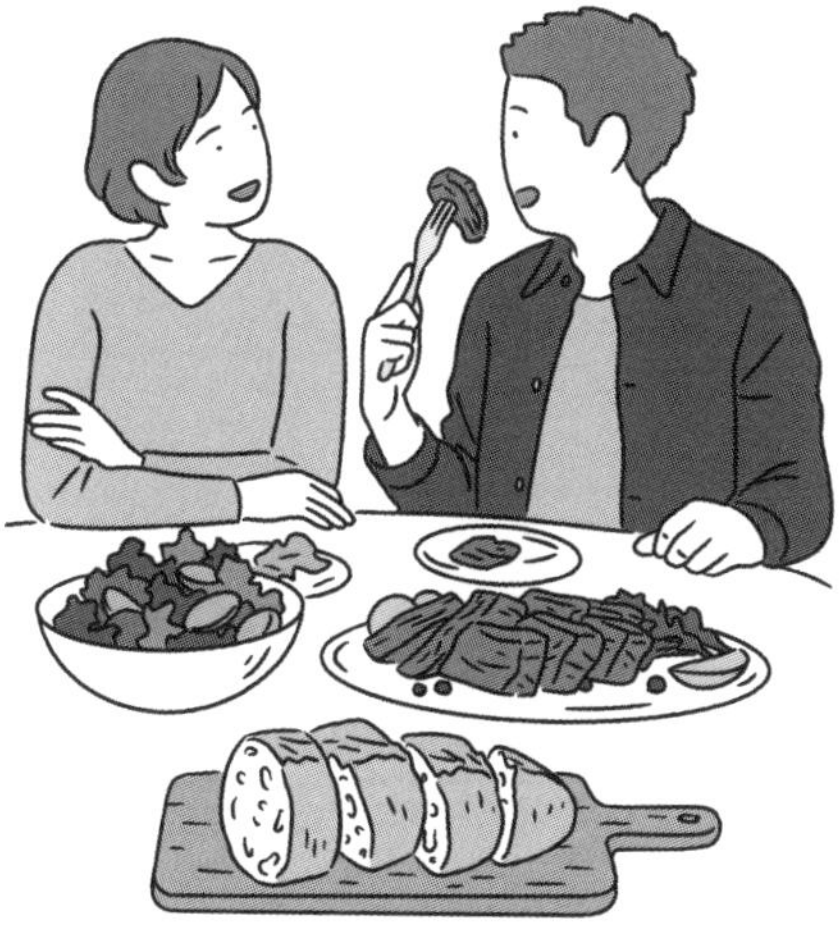

PART
05

ビーガニズムの輪を広げるために

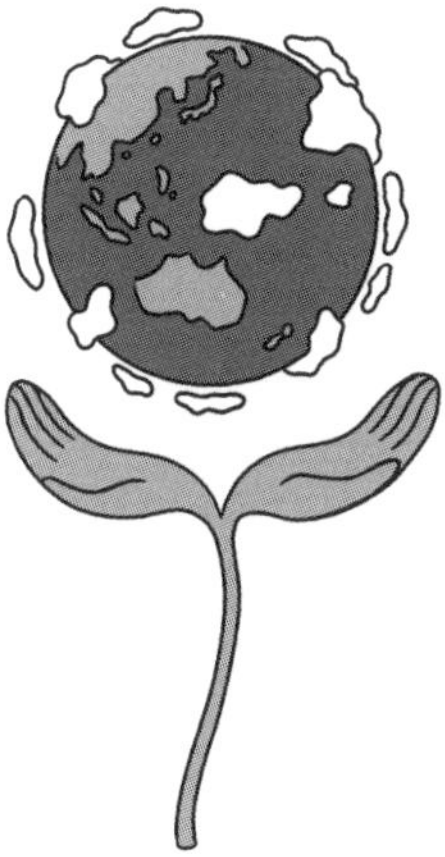

私たちがビーガンになるのはなぜでしょうか。動物たちが置かれた惨状や動物利用が引き起こす世界の問題を知って、自分の生き方を見直そうと考えるからです。

ビーガンが動物産業やその産物を避けるのはなぜでしょうか。そうしたものにお金を投じ、動物たちを苦しめる営みに加担するのは間違っていると考えるからです。

しかしビーガンになった人々は、ただ自分だけが暴力に加担しなければよいと考えているわけではありません。ビーガンは動物たちや人々を苦しめる暴力が、世界からなくなってほしいと願うはずです。ひいてはビーガニズムという生き方、脱搾取《だつさくしゅ》の生き方が、世界に広まってほしい、とビーガンは願うでしょう。

ビーガニズムを広める取り組みは、いまや世界中で進められています。その形態はさまざまで、多くは団体などに属さない草の根の人々によって担《にな》われています。政府の高官や企業の重役と掛け合うような難しい活動とちがい、**ビーガニズムを広めることはすべての人にできる活動**なのです。

といっても、自分には特別なスキルなどないし、何ができるかわからないという人は、きっとたくさんいることでしょう。他方、すでに何かしらの取り組みをおこなっている人々は、活動の効果を高めるべく、日々試行錯誤しているにちがいありません。

この章ではビーガニズムの実践に関する最後のテーマとして、ビーガンの輪を広げるための活動について考えたいと思います。およそどんな活動でも、その実践に当たっては「何をおこなうか」と「いかにおこなうか」の二点が重要になります。ここではそれを踏まえ、すべての活動に通じる基本の考え方を押さえた後、私たちが取り組めるさまざまな活動について見ていきましょう。

まずは学習から

ビーガニズムを広め、動物搾取をなくすためにもっとも必要なのは人々の啓蒙です。そして啓蒙をするには基本的な知識がなくてはなりません。したがって何をするにせよ、活動家が最初に取り組むべき課題は学習ということになります。

いきなり難しい用語や理論を覚える必要はありません。ビーガニズムとは何なのか、動物利用にはどんな問題があるのか、どうすればビーガン生活が送れるのかなど、本書でもあつかったような事柄について、自分なりに知識と主張を整理することからはじめましょう。そこでうまく説明できない事柄があれば、本書や他の資料を読みつつ、知識の穴を埋めていけばよいのです。

それと同時に、やはりよくある質問への回答や、動物利用に関係する数字データも押さえておくと、がぜん役に立ちます。一定の学習を積めば、説得力のある話ができるようになって、人々からの信頼が得られ、ちょっとやそっとの反論にも動じなくなります。備えあれば患《うれ》いなし、です。

資料の選び方

学習の際には、できるだけ信頼性の高い資料を選ぶことが欠かせません。

ドキュメンタリー映画はとりわけ学びはじめの際に役立つでしょう。家族がいる場合は、DVDやブルーレイを購入して、いっしょに見るのがよいと思います。知識を共有できるのに加え、映画について話し合うことで、自分が気づかなかった視点を得られるからです。また、良質な映画は繰り返し鑑賞しましょう。初めは頭に入らなかった情報が、二度目以降で気にとまるということはよくあります。お勧め映画は巻末（「さらに学びたい人のために」）にまとめました。

映画は視覚に訴えるので理解がしやすい反面、世のなかの仕組みのように目ではわからない情報を伝える点で限界があります。また、映画はわかりやすさを優先する結果、情報を単純化することが少なくありません。そこで、堅実な学習のためには**本を読むこと**が必須となります。

本を探すときには、著者の略歴をかならず確認しましょう。その人がどのような仕事をおこなってきたのか、その本のテーマを論じるのにふさわしい人物かは、本の信頼性に関わる大事な要素です。出典や参考資料を明記しない書籍は信頼性が大いに疑われます。また、暴言や煽《あお》り文句が目立つ本、やたら「〇〇なのだ」と強い断言が続く本、著者の写真が表紙や帯紙を飾っている本なども、ほぼハズレと見て間違いありません。慣れてくると表紙と目次と概要を見ただけで、だいたいの良し悪しがわかるようになります。

情報整理の仕方

良書を見つけたら、映画と同様、一度読んで終わりではなく、折に触れ読み返しましょう。覚えておきたい情報があったら、付箋《ふせん》を貼るかノートに書き留めるなどして、いつで

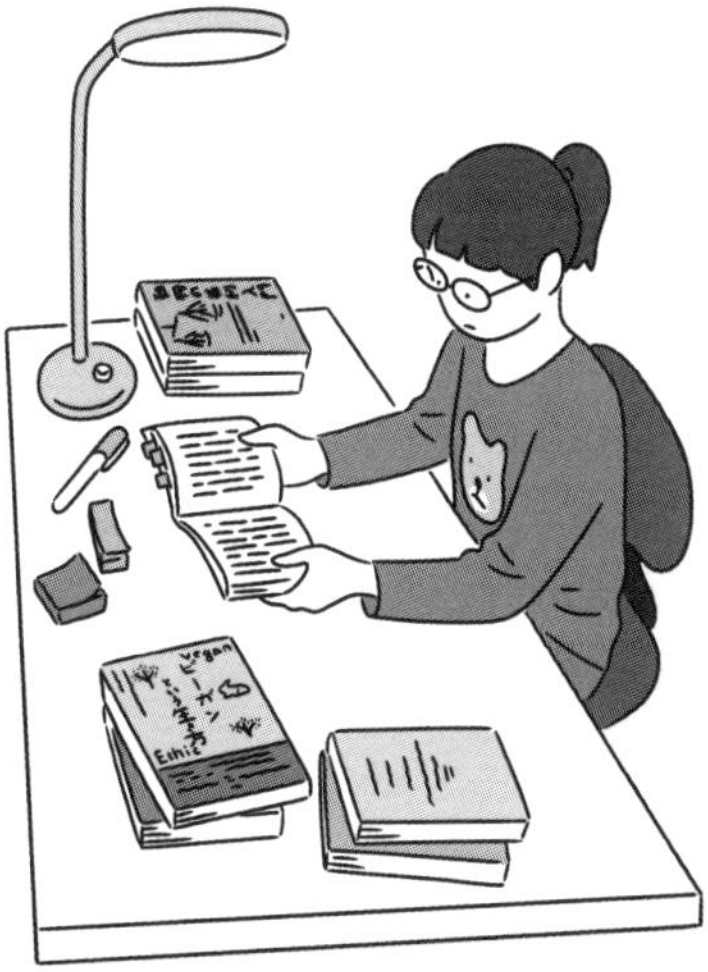

も該当箇所を参照できるようにするのが有用です。インターネットで見つけた良質な資料はファイルにまとめて保存しておくとよいでしょう。

ある程度の数字データを覚えておくとよいと述べましたが、無理をして何でも記憶しようとする必要はありません。**大事なのは資料の内容を暗記することではなく、自分にとって必要な情報がどこに書いてあったかを覚えておくこと**です。

継続は力なり

知識の収集と整理ができたら、いよいよ活動をはじめる準備が整ったといえます。ただし、活動をはじめた後も、学習は習慣的に続けましょう。幅広い知識を身につければ、それだけさまざまな点に配慮が行きとどいた良質な活動ができるようになります。

ビーガンの活動家は、動物のことと並んで**人権問題をよく学ぶこと**が欠かせません。差別や不平等に関する書籍・ニュース記事・ドキュメンタリーは要チェックです。フェミニズムの議論も積極的に追いましょう。特に男性はなにげなく女性の意見を軽んじるなど、普段から性差別的な行動をとっていることが多いので、「自分は平気」と思わず、特権やハラスメントやジェンダーバイアスなどの問題をよく学ぶ必要があります。そのほか、環境問題や国際問題、経済の仕組みや食品産業の成り立ちなど、気の向くままにさまざまなテーマの本を読むことが視野を広げるのに役立ちます。

特に勉強になった本があれば、その本のなかで参照されている資料や、文献案内で紹介されている資料に当たることで、体系的な知識を身につけることができます。

学習に終わりはありません。活動家の仕事は学習が半分、実践が半分と考えましょう。

活動に向けての心がまえ

怒りをぶつけるのは悪手

動物利用の問題を学んでいると、人間のおこないに対する怒りが湧いてくるかもしれません。こうした怒りは時として非ビーガンの一般人に向けられ、攻撃的・威圧的な活動を生むことがあります。街頭活動で通行人をとがめる、SNSで畜産業者をののしる、動物製品をあつかうお店に長々とクレームをつけるなど、その例は枚挙にいとまがありません。

ビーガンの活動家が現状に怒りを抱く気持ちはよくわかります。動物たちの境遇はあまりにひどく、世間の人々はあまりに無頓着だからです。しかしながら攻撃的な活動は、ビーガンになるかもしれなかった人々を遠ざける効果を持つため、残念といわざるを得ません。

私たちがしなければならないのは、人々を裁くことではなく人々に気づきを与えること、ビーガンへの反感を広めることではなくビーガンの味方を増やすことです。

このように考えてみましょう。私たちが出会う人々、話をする人々は、「**これからビーガンになる人々**」なのです。いま活動をおこなっているビーガンも、かつては動物製品の消費者でした。動物性の料理や衣服を当たり前のように消費していた私たちは、たまたまひと足先にあるきっかけを得て、ほかの人々よりも早くビーガンになれたにすぎません。

一方、他の人々も普通は道徳的に健全な暮らしを送りたいと思い、動物を虐《しいた》げることはよくないと考えています。今日の社会では動物利用の実態がかくされているため、人々は自分の行動が誰を苦しめるかを理解していませんが、きっかけを得れば変わりうるのです。私たちは人々の良心を信じなければなりません。

敬意をともなう対話

活動においても、コミュニケーションの基本通り、相手を信頼して**敬意ある対話**を試みることが大切な心がけとなります。

社会正義の議論では、怒りを率直に表すことが善とされ、怒りの抑制を説くことが悪とされる場合があります。たしかに、不正に対して語気を荒げる人に「そうムキになるなよ」などと言い、話の腰を折る卑怯な手口はあります。これをトーンポリシングと言います。けれども、聞き手の側が正義を訴える者の声を抑え込むつもりでトーンポリシングを用いることと、正義を訴える者のほうが聞き手の気持ちを考えて伝わりやすいコミュニケーションに努めることはちがいます。

聞く側の立場になって考えればわかりますが、**人は自分を見下す者や自分に敵意を向ける者の言うことに耳を貸そうとはしません**。逆に、訴える側が敬意をもって接すれば、聞く側も敬意をもってその言葉に耳を貸すでしょう。訴える側が冷静に話せば聞く側も冷静になります。動物搾取への怒りが否定されてはなりませんが、その怒りは社会に向けるものであって、個々人に向けるものではないと考える必要があります。

とはいえ、ビーガニズムの話題は人々の私生活に関係するので、反発を招きやすいのも事実です。活動家が気をつかっているつもりでも、相手がその言葉を自分への攻撃と受け取ることは珍しくありません。

こうした受け取られ方をなるべく防ぐために、**人を責めるのではなく行為を問う**という視点を大事にしましょう。たとえば話をする相手が毛皮を着ていたとしても、それをその場で見とがめるのは得策とはいえません。それはまず間違いなく個人攻撃と受け取られ、聞き手に拒否感を抱かせる結果となるからです。

脱搾取の考え方をしっかり理解してもらえば、その人はいずれ自分で自分のあやまちに気づくでしょう。活動家は、動物搾取に加担するおこないが悪であること、動物搾取を脱するビーガニズムという生き方があることを人々に伝え、**聞き手自身がそれを自分の問題として受け止める時を待つ**必要があります。これはもどかしさをともなうプロセスなので、活動家には常に寛容さを保てるだけの忍耐が求められます。

それでも相手によっては、のれんに腕押しということもあるでしょう。何を言っても通じない人はいます。その場合はこちらも無理に相手を変えようとすることはありません。人には変化を迎えるまでの段階があるので、今は変わりそうにない人物も、いずれは変わりうる可能性があります。話をしてみて埒《らち》が明かなければ、とりあえず気づきだけは与えたと考えてお礼を言い、別の人の啓蒙へ移るのが賢明です。

内輪揉めを避けるために

もうひとつ大事な点に触れておきます。活動家が衝突しうるのは一般の人々だけではありません。活動家同士でも意見や方針のちがいで口論や論争になることはよくあります。

こうしたときはできるだけ面と向かって、誠意ある対話での解決を図りましょう。**SNSでの争いは禁物です。**後述するように、SNSはビーガニズムを広める有用な道具になりえますが、コミュニケーションには向きません。

フェイスブックやツイッターでは、相手の気持ちに配慮しつつ言葉を選んだり、書かれた言葉の背景にある相手の意図を注意深く確かめたりといった作業がおろそかになりがちなので、ほとんどの場合、健全な相互理解へ至ることが期待できません。さまざまな人々が争いに加わって互いの琴線を刺激し合う結果、怒りの感情が果てしなく膨《ふく》れあがっていくのも問題です。対面であれば決して言えないであろう言葉で互いを傷つけ合った活動家たちは、修復不能な分断へと至り、世のなかを変えるという目標から遠ざかることになります。これはコミュニケーションを単純化するインターネットツールの宿命かもしれません。

良好な関係を保っていた人とぶつかりそうになったときは、なるべく対面で、それが難しければせめてビデオ通話や電話で話し合うことを考えましょう。どうしても対面で言いにくいことは、一対一のメールやメッセージで伝えるのが賢明です。一対一では対話がしにくい相手の場合でも、信頼できる友人などをあいだにはさみ、なるべく少人数で争いの解決を図るほうが良い結果を生みます。無関係な大勢を巻き込むと、収まる話も収まらなくなります。

「どんな」主張を訴えるか

解決法を訴える

ビーガニズムを広める活動では、ビーガニズムを訴えなければなりません。

何を当たり前な、と思うかもしれませんが、実のところこれはもっとも大事でありながら忘れられがちな点です。

多くの活動家は、隠蔽《いんぺい》された動物搾取の実態を明るみに出そうとするあまり、ビーガニズムの勧めをおろそかにする傾向があります。たとえば動物利用の現場を写した痛ましい写真とともに、「動物搾取反対」や「動物にやさしい選択を」などのメッセージを発するだけでは、ビーガニズムを広めたことになりません。そうしたメッセージを活動に織り込むのはよいとしても、それとともに、動物を苦しめないビーガニズムという生き方があることをはっきり示す必要があります。ビーガニズムにのっとる暮らしが具体的にどんなものかも伝えるべきでしょう。啓蒙では、**問題を知ってもらう以上に、それを解決するための行動を教える**ことが肝心となります。

妥協は禁物

急進的な訴えは通じないからビーガニズムを呼びかけるのは難しい、まずは肉食の削減や週一肉なし生活を勧めるところからはじめるべきだ、という意見もあります。しかし動物商品の消費を減らすことと断ち切ることには大きなちがいがあります。減らすだけでよいということは、動物搾取やそれにともなう人権侵害を事実上容認する含みがあります。

差別や人権侵害に抗議する人は、ヘイトスピーチを減らそう、ハラスメントをなるべく控えよう、とは呼びかけません。人権を擁護する人はそれらの行為の撲滅を呼びかけます。

これと同じように、動物搾取を不正と考える活動家は、動物商品の不買を意味する**ビーガニズムのみ**を呼びかけるべきです。その訴えを聞いた人々が段階的に少しずつ動物商品の消費を減らしていくことは考えられますが、あえて活動家のほうから「少しずつでいい」と提案する必要はありません。

「いかに」主張を訴えるか

活動家の訴えが通じるかどうかは、その内容よりも表現によるところが大きいといえます。たとえば血みどろの動物写真や強烈な肉食批判のメッセージに拒絶感をおぼえる人でも、動物にやさしい選択として彩《いろど》り豊かなビーガンの食卓を示す活動であれば、抵抗なく受け入れてくれることがあります。ビーガニズムは急進的だから受け入れられない、と考える理由はありません。何を訴えるかだけでなく、それをいかに訴えるかも、活動家が忘れてはならない重要な検討事項です。

というわけで次に、効果的な訴え方を考えてみましょう。

目を引くための工夫

メッセージを届けるには、**人々を惹《ひ》き寄せる工夫**が鍵となります。海外の事例では、「動物、好きですか？」と書かれたバナーを掲げ、人々がブースに立ち寄ったらビーガニズムの紹介をする、といった戦略もあるようです。また、私の手の内を明かすと、本を出版する際には対象読者層を考えつつ、その人々が興味を持つようなキーワードをタイトルに含め、読者から見て魅力的なデザインを表紙に用いるよう、出版社の人と検討を重ねます。あとがきなどの文章も、この本ならこれくらい強く書いてもいいだろう、この本はもう少しやさしく書いたほうがいい、などと読者層に合わせて意識的に文体を変えます。

あくまで情報を受け取る側の視点に立ち、**自分が同じ立場ならこの表現に惹かれるだろうかと、客観的に考える姿勢**が、どのような活動においても大切になります。

街頭やオンラインの活動で人々を惹き寄せるとしたら、たとえばクイズやアンケートやYES／NOチャートを切り口にするといった手法も考えられるでしょう。ビーガニズムは遊びではない、と言われそうですが、そうしたささやかな工夫によって人々に抵抗なくビーガニズムへの興味を抱いてもらえるなら、利用しない手はありません。

もちろん、入口は魅力的に、語り口は友好的に、という点を心がけながらも、明確な正義のメッセージを伝えることは可能です。というより、むしろ魅力的で友好的な表現を用いたほうが、肝心な主張も伝わりやすくなります。

残酷画像も使い方によっては効果があり、現にそうしたものを見てビーガンになろうと決意する人もいますが、一般的には反発や拒否反応を招くことが多く、リスクも無視できません。こうした画像は不意打ちで見せつけられるよりも、むしろ人々が自発的に見ようと思って見ることが大切なので、活動家が用いるとしたら、聞き手が動物問題やビーガニズムに関心を持ったタイミングで、重要なものに絞って見せるほうがよいと思われます。あるいは「閲覧注意」の警告を与えたうえで、画像のリンクを紹介するのもひとつの方法です。

解決策を具体的に示す

いざこちらの話に耳を傾けてくれそうな人が現れたら、そこでもやはり、**具体的な行動を助言する**ことに努めましょう。

街頭活動などをしていると、「考えには共感するけどビーガンにはなれない」と言う人をよく見かけます。ここで怒ってはいけません。このセリフを口にする人は、あとひと押しでビーガンになりえます。

まずはなぜビーガンになれないと思うのかを尋ね、悩みがあるようなら解決策を提案しましょう。「食の楽しみを手放せない」という意見もありますが、それならば「動物の苦しみよりも食の楽しみを選ぶんですか？」と詰め寄るのではなく、おいしいビーガン食品がたくさんあること、ほぼすべての料理は動物成分なしでつくれることを、実例を示しつつ教えてあげればよいのです。

こうしたやりとりに備え、ビーガン料理店やビーガン食品の一覧など、必要な情報が載った資料を紹介もしくは配布できるようにしておけば便利でしょう。あるいは連絡先を渡して個別対応する手もあります。

人権への配慮は大切

最後に、私たちは**人権への配慮をおろそかにしてはなりません**。残念ながらビーガンのなかにも特定の国や集団に対する差別意識を持つ人が少なからずいます。

しかし動物のための正義を訴える者が、ほかの正義に無関心であるようでは、浅はかとみなされることを免《まぬか》れないでしょう。この人たちは動物のことしか頭にないのか、まともな社会常識もないのか、と思われたら最後、もうこちらの話は聞いてもらえません。だからこそ学習の節でも述べたように、ビーガンは人権についてよく学び、自分の差別意識を見直すことが大切になります。

さしあたり、「野蛮」「後進国」「劣等人種」など、人や国の優劣を表す言葉は徹底してぬぐい去りましょう。他国の動物搾取を見て「先進国とは思えません」などと語るのも、「先進国」の人間を自認する者が他国の人々を見下すニュアンスがあり、非常に無神経だといえます。「〇〇人は滅びろ」などの罵倒はもちろん言語道断です。そもそもすべての国が動物搾取をおこなっているなか、特定地域の風習に批判の矛先を向けること自体が差別的といわざるを得ません。

人の職業・外見・国籍・ジェンダーなどに触れる非難や論評も禁物です。「この人は〇〇の出身だから、〇〇で働いているから」などの理由で他人の振る舞いを説明しようとすることがあってはなりません（たとえ相手を非難しているつもりがなくとも）。グループの活動で誰かが問題発言をしていたら、仲間はちゃんとそれを注意する必要があります。

動物たちだけでなく、人間も他の動物たちも含めたすべての被抑圧者のために声を上げましょう。それが**脱動物搾取ではなく脱搾取としてのビーガニズム**です。

どんな取り組みがあるか〈集団編〉

ビーガニズムの普及活動にはさまざまなものがあり、各人の性格や特技によって向き不向きがあります。ここでは先に集団でおこなう活動を挙げ、次に個人でできる活動を紹介します。

読書会と勉強会

集団でおこなう活動のうち、はじめやすいものとしては、たとえば読書会や勉強会が挙げられます。これらは一般的に、会のテーマに沿った書籍や他の資料(記事・論文など)を選んで参加者を募《つの》り、数回に分けて皆で読んでいく、という形式をとります。たとえば全八章の本を八週間で読むとし、毎回、主催者もしくはその週の担当者がレジュメを作成して、それをもとに議論をおこなう、といった進め方もあるでしょう。

ルールは自由です。学生であれば読書サークルをつくることもできますし、社会人の集まりならカフェや公民館で開催することもできます。もちろんオンライン開催も可能です。

ひとりで読むのがしんどい本でも、同じ興味を持つ人々と一緒に読み進めれば、最後までたどりつけることが珍しくありません。加えて、倫理や社会正義などのテーマをめぐり、ほかの人々と深い議論ができるのも読書会や勉強会の魅力です。

料理会

料理に自信があれば、ビーガン料理の講習会や研究会をおこなうことも考えられます。自分が主催者となる場合は、市民会館や公民館の部屋を借りて会場とし、貼り紙やウェブサイトで参加者を募るという方法があります。

また、各地の文化センターでは普段からさまざまな市民講座を開催しているので、その主催団体にコンタクトをとり、講師募集があれば応募をしてみるのも一案です。季節に合わせたスイーツやケーキをつくる会などは好評を博すでしょう。

あるいは「講座」などとかしこまらず、身近な人々と手頃な場所に集まって定例の料理づくりをおこなうのも面白いと思います。ビーガン生活の楽しさを人々に最大限実感してもらえるのが料理体験の強みです。

講演活動

人前で話すことが得意な人は、講演会や連続講座の開催を検討してもよいでしょう。これも料理会と同様、市民塾などの講師募集に応募して開催するか、公民館などの会場を借りて自主開催する方法があります。

もちろん、講師を務める者は、動物利用の問題やビーガニズムについて充分量の正確な知識を持っていること、それを聞き手にわかりやすく説明して、反論が来ても取り乱さずに対処できることが条件となります。

街頭活動

街頭アクションやデモ行進は集団でおこなう活動の代表格かもしれません。街頭アクションはある決まった場所に写真パネルなどを並べ、チラシ配りやスピーチをまじえて啓発をおこなう活動です。デモ行進はバナーやプラカードを掲げて特定のルートを回りつつ、参加者たちで声を揃えてメッセージを呼びかける活動です。

どちらもおもに国や企業への抗議として使われる手法ですが、動物搾取を問い、ビーガニズムをうながす目的でも実施できます。その場合、ビーガニズムを簡単に解説するチラシを作成しておくと便利でしょう。しかしまずは自主開催を検討する前に、他の個人や団体が主催するいくつかの街頭活動に参加してみることをお勧めします。

自主開催をする場合は、活動を円滑に進めるために、前もって警察の了解を得ておくのが得策です。これは少々手間がかかることもあります。

まず、活動計画が煮詰まったら、地域を管轄する警察署または警察本部に連絡し、いつどこでどのような活動を実施するかを伝えます。初めのうちは警察から、これこれの許可が必要になる、これこれの手数料がかかるなど、さまざまな制約がかかる方向へ話を誘導されるでしょう。

しかし大前提として、表現の自由は憲法で保障されているので、よほどの問題がないかぎり**行政が街頭活動を取り締まることはできません**。

したがって、制約をかけられそうになったときには、そもそも活動の許可をとる必要があるのかという点も含め、**細かく法的根拠を示してもらうこと**、法令（道路交通法や公安条例など）のどこにそれが書いてあるのかを示してもらうことが大切になります。そして警察の人と一緒に条文を確認しつつ、これから実施する活動内容と照らし合わせて、特定の許可が必要かを確かめていきます。

最終的には**許可不要**、つまり計画どおりの活動を許可なしでおこなってよいという結論に至るのが目標です。こうして話をつけておくと、活動当日に警察等の妨害を受ける心配が減り、仮に警察官がやってきても警察本部や管轄警察署の了解を得ていると主張することができます。

警察との交渉を済ませる一方、ウェブサイトやSNSに開催要領を載せて参加者を募ることも大事な作業になります。バナーやプラカードも用意しましょう。

いざ活動をはじめてみると、通行人から揶揄《やゆ》や罵倒を受けることもあります。が、そこでやり返すなどしてトラブルを起こすと警察に睨《にら》まれ、その後の活動に支障をきたす可能性があるので注意しましょう。こちらから特定の通行人（毛皮を着た人など）に威圧的な言葉を浴びせるのもいけません。これらは禁止事項として参加者に事前通知しておく必要があります。

街頭アクションやデモ行進は、準備が大変である反面、志を同じくする仲間と出会えることや、インターネットでは届かない声を届けられることが大きな長所です。

テーブリング

街頭アクションの一種にテーブリングといわれるものもあり、海外ではさかんにおこなわれています。これは文字どおり、人の集まる場所にテーブルを据え、テーマに沿った資料や関連グッズを展示するという手法です。人目を惹くよう、テーブルの前面をバナーで飾ったり、テーブル脇にさまざまな情報を載せたボードを置いたりすることもできます。フェアなどでこうしたものを目にした人もいるでしょう。

ビーガニズムの啓発では動物問題やビーガン生活を知るための本やDVDのほか、ビーガンコスメや試食用のビーガン食品を並べることが考えられます。公園や大学キャンパス

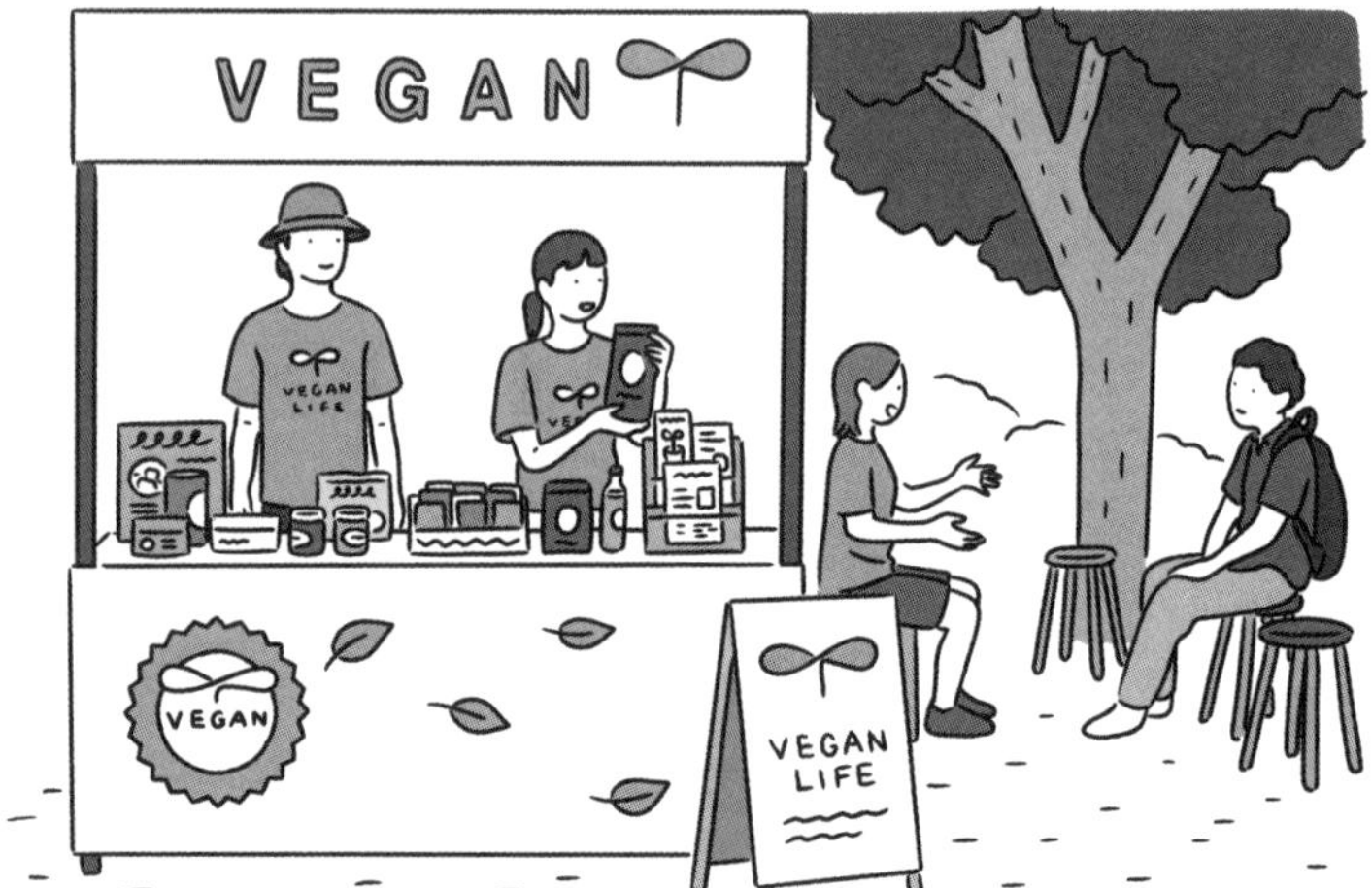

の使用許可を得て、ぜひ試してみてください。

どんな取り組みがあるか〈個人編〉

集団でおこなうおもな活動を見てきたので、次に個人でできる取り組みを紹介します。

インターネット活動

個人でおこなう活動としては、インターネットでの発信がすぐに思いつきます。ブログや動画やSNSは、使い方によっては非常に多くの人々を引きつけます。

これらの魅力は、ビーガンの生《なま》の声を伝えられることです。その場合、特に専門的な知識は必要ありません。自分がビーガンとしてどんなことを考えるか、どんなものをどんなふうに見つめるかを書きつづるだけでも啓蒙効果があります。実際、個人のブログ投稿やSNSアカウントを追ってビーガンの考え方をじかに学んだ結果、自分もビーガンになったという人は少なくありません。

ネガティブな投稿だけを続けるのは自他双方の精神衛生に悪いこともありますが、時には世の中の制度や習慣に対する不満、あるいは世間で好評を博する動物ニュースへの批判などを書くのも効果的と考えられます。

情報提供に特化したサイトも人々をビーガンに変える効果があり、良質なものであればビーガンが参照する資料にもなりえます。ブログやSNSも、個人としての思想を述べるだけでなく情報発信の拠点として使うことができます。

情報サイトを作成する際に大事なのは一にも二にも、**書かれていることの出典をまめに記すこと**です。これをするとしないとでは発信者の信頼度がまるでちがってきます。引用もしくは参照した資料は、文章・解説・キャプションの中でかならず明記する習慣を付けましょう。

具体的な出典の書き方は学術書の注釈などを参考にするのがお勧めですが、たとえば書籍の場合であれば、基本的には著者名・書籍名・出版社名・出版年を記せば問題ありません（巻末の「さらに学びたい人のために」の書き方も参考にしてみてください）。また、資料にも良し悪しがあります。まとめサイト、Q&Aサイト、掲示板などは、特殊な場合を除いて参考資料にならないと考えるのが賢明です。

その他、各種インターネットツールの効果的な使い方については、それぞれの活用法マニュアルを簡単に参照してみてもよいでしょう。

特殊技能を活かす活動

特殊技能があればそれを活動に活かすことも可能です。

絵画・音楽・写真・演劇・映画など、アートやエンターテイメントの世界で動物問題やビーガニズムのテーマを表現する人々は世界中にいます。ビーガンのアーティストたちによると、人を動かす作品をつくるうえで重要なのは、自分のなかに確固たる脱搾取の哲学があること、打算をまじえず率直に自分の想いを作品で表現すること、非ビーガンの鑑賞者にビーガニズムへのいざないとなる気づきを与えることだといわれます。

キュレーションやイベント企画の立案をなりわいとする人は、こうしたアーティストの展覧会やライブパフォーマンスを開催してもよいでしょう。美術館でビーガニズムにちなむ展覧会――たとえばイギリスの画家スー・コウ(Sue Coe)の作品展など――が催されるなら、ぜひ行ってみたいものです。

一方、生命科学の専門知を持つ人々であれば、動物実験の代替法や、動物を殺さない生態系保護の研究に携わる道も考えられます。そのためには「動物倫理」と呼ばれる分野を学習しなければなりません。理工系の教科書ではこの分野について正しい知識を得られないので(高確率で解説が間違っているので)、きちんとした人文系の専門書を読みましょう。

企業への働きかけ

企業に要望を出すことは、誰にでも可能でありながら、ビーガニズムを広めるうえで非常に大事な活動となります。

スーパーにはビーガン商品の仕入れを求めましょう。単にビーガン商品を仕入れてほしいと言うだけでなく、具体的な商品名も伝えるのが成功率を高める秘訣です。しばらく経っても仕入れがなければ、改めて問い合わせ、仕入れを待っていると伝えます。

外食店にはビーガンメニューの導入を求めたいところですが、ひとりで要望を伝えてもなかなか聞き入れてもらえないので、特定の企業に狙いを絞り、ビーガンメニューの導入を求める署名活動をおこなうなどしたほうがよいかもしれません。外食店が併設されたデパートやショッピングモールを訪れたら、帰り際に受付へ行き、ビーガン料理を食べられるお店がほしいと要望しましょう。

要望を伝える際に、なぜビーガン商品やビーガンメニューを導入してほしいのかについて、動物のことにも触れつつ手短に理由を説明するのはよいと思います。また、それらの導入がお店のためになると指摘してもよいでしょう。ただし、**客の対応に当たる人々は企業の責任者ではない**ので、粗野なクレームをぶつけるのはいただけません。ここでも相手を尊重するコミュニケーションは大切です。

その他、食品メーカーにビーガン商品の開発をリクエストする、学校にビーガン給食の導入を求める、図書館にビーガニズム関連の書籍を仕入れてもらう、動物を利用する催しがあれば主催者に抗議のメッセージを送る、動物の駆除計画や自然を壊す開発計画に反対の声を上げるなど、個人でできる働きかけの例は枚挙にいとまがありません。

活動の可能性は無限にあります。**私たちの日常そのものが、ビーガニズムを広める機会に満ちあふれている**といっても過言ではないでしょう。特別な技能があればもちろんそれを活かすことも可能ですが、これといった技能がなくともできることはあります。動物たちのため、世界のために、どんな貢献ができるかを考え、自分ならではの活動形態を探ってみてください。

ビーガンQ&A

ビーガニズムに対しては
さまざまな質問や反論が寄せられます。
その回答はすでに多くの本や
ウェブサイトで示されていますが、
ここでも定番のものに絞って見ていきたいと思います。
「自分なら同じ質問にどう答えるか」を
考えてみるきっかけになればうれしいです。

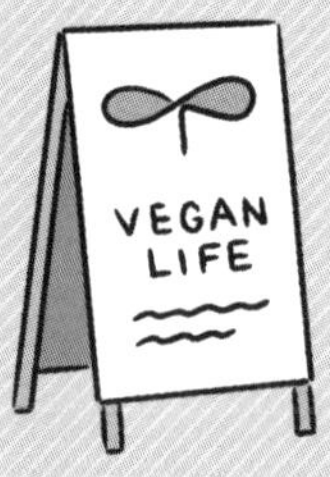

Q 植物を利用するのはよいのか？

これは誰でも真っ先に思いつく質問です。なぜビーガンは動物を思いやって食べない一方、植物を食べるのはよいと考えるのでしょうか。

まず、私たちは（ビーガンも非ビーガンも）苦しむ存在と苦しまない存在を日常的に区別しています。芝生を歩いているとき、目の前に動物がうずくまっていたら、ふつうの人は動物を踏まずによけようとするでしょう。「植物も動物も同じ命なんだから、どちらを踏んでも変わらない」と考え、芝生を踏むように動物を踏みつけていく人がいたら、情緒や道徳観の深刻な欠如を疑われます。

私たちは普段、苦しむとわかっている相手に故意の苦しみを与えようとはしません。多くのビーガンはこの考え方にのっとり、明らかに苦しみを感じる動物たちと、おそらく苦しみを感じないと思われる植物のあつかいを区別します。

植物だって本当は苦しんでいるかもしれないじゃないか、という反論は思い浮かびますが、進化の理論を振り返るなら、そう考える理由は希薄です。苦しみの感覚は、生物が苦しみの元凶から逃れ、生き延びるために必要とされる能力です。植物はたとえ苦しみを感じたとしてもその場を逃れることができないので、そもそも苦しみを感じる意味がありません。生物進化の過程で、そのような使い道のない能力が発達すると考えるのは不合理です。

もっとも、だからといって植物には何をしてもよいとまで言えるかどうかは、ビーガンのあいだでも意見がわかれます。私を含め、少なからぬビーガンは、たとえば街路樹の粗末なあつかいや切り花の利用、植物の遺伝子改変などに反対します。また、地球の今後を視野に入れ、植物のあつかいを真剣に考えるビーガンもいます。

植物を大切にすべきだと考えるなら、なおのことビーガニズムを実践するのが理にかなっています。なぜなら動物利用は膨大な植物の命を犠牲にするからです。PART02で述べたように、動物をやしなうにはその体重の何倍にもなる植物を飼料として与える必要があります。これは植物の命の浪費にほかなりません。

私たちがビーガン生活をすれば、生活に必要な植物の命を奪ったとしても、肉食にともなうほどの植物殺しを押し進めることにはなりません。ビーガンの生活は実のところ、植物の命を尊重することにもつながります。

Q

そもそも肉食は自然の摂理なのでは？

動物利用、特に肉食を、食物連鎖の延長として捉える人は珍しくありません。「私たちの暮らしは多くの生きものの犠牲の上にある」「ライオンもほかの動物を食べる」など、似たような議論や反論を目にしたことのある人は多いと思います。

しかしながら、畜産業や水産業を生物界の食物連鎖と同一視することはできません。人間は肉食獣のような強いあごも、鋭い犬歯も、強力な胃酸も持たないにもかかわらず、どんな肉食獣よりもはるかに多くの肉を食べます。大人になっても毎日のように異種の動物の乳液を飲みます。それでも足りないと考えて、より多くの肉をたくわえる動物たち、より多くの乳を出す動物たち、より多くの卵を産む動物たちを、科学技術によってつくり出します。

そんな社会を維持するために膨大な土地と資源を浪費し、世界中の生きものたち、さらには同族の人間すらも犠牲にしています。これを自然の営みと称するのはどう考えても無理があるでしょう。

実のところ、動物産業は自然の摂理にかなうどころか、それを根本から損なってきたというよりありません。

私たちは犠牲なしに生きていけない、といった主張は、犠牲を減らす努力をしてから語るべきことだと考えます。

率直に言って、私はこうした思考実験につきあう意義を感じないのですが、よく聞かれる問いなので答えておきたいと思います。

もしも私が無人島に一匹の豚なり鶏なりと取り残されたら、そこに屠殺《とさつ》の道具と調理器具が揃っていたとしても、その動物を殺そうとはしないでしょう。殺してしまえば、私は本当に独りぼっちです。誰もいない絶望的な環境で、唯一運命を共にする相手を殺すなど、私にはとても考えられません。

おそらくこの質問に対し「私はためらいなく殺す」と答える人も、本当にその状況に置かれたら、そんなことはできないだろうと思います。できると思うのは、こうした事態が実際には起こりえないことだから、しょせん空想だとわかっているからです。

しかし、たとえほかに選択肢がない状況で動物を殺して食べるとしても、それは普段の行動には関係しません。現実の私たちは無人島にいるわけではなく、動物を搾《さく》取《しゅ》せずに生きるという選択肢を持っているからです。

わが子とよその子の命が危機に瀕《ひん》し、どちらかしか救えない状況を思い浮かべてみましょう。もしもそんな事態に陥ったら、多くの人はわが子を救おうとすると思います。しかし、そうした状況でよその子を犠牲にするとしても、ゆえに普段からよその子は手荒にあつかってよい、という結論にはなりません。

動物のあつかいにも同じことがいえます。選択肢がかぎられた例外的場面での行動は、選択肢が豊富にある日常的場面での行動を決めるうえで参考にならないと考えるのが妥当です。

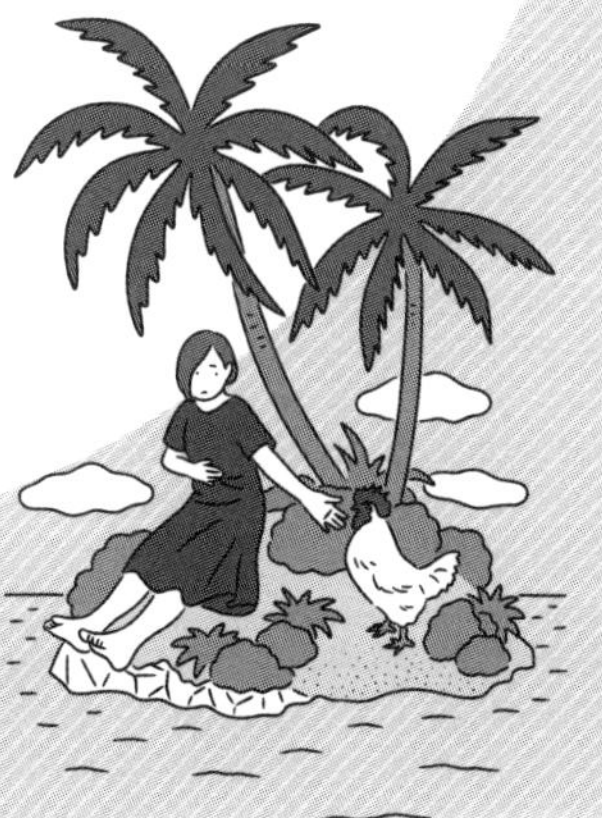

Q 無人島に自分と動物しかいなかったらどうする？

Q

畜産業者の将来はどうする?

私たちが畜産物を消費しなくなったら畜産業者が困る、だからビーガニズムには賛成できない、という声もあります。けれども、この理屈にしたがうとするなら、どんな産業も批判できなくなります。原発に反対する人は原発業者から職を奪う、タバコに反対する人はタバコ農家から職を奪う、さらに、人身売買に反対する人は闇の斡旋業者から職を奪う、などなど。このシナリオが行き着く先は、どんな悪質事業も野放しの現状肯定です。業者のことを心配して、産業の犠牲になる膨大な命を無視する思考は、非常に問題があるといわざるを得ないでしょう。

また、業者を困らせないために私たちはその商品を買うべきだ、という考え方はとても奇妙です。確かに、応援したい業者の商品を買うということはあります。しかし縁もゆかりもない業者が経営難に陥る可能性があるからといって、欲しいわけでもない商品を応援のために買うということがあるでしょうか。経営難に陥っている業者の商品を何でも手当たり次第に買うという人は見たことがありません。

私たちは普通、自分が欲しいものを買うのであって、業者のために買い物をするわけではありません。消費動向の影響で何らかの業者が廃業したとしても、消費者がその責任を問われるいわれはありません。職にあぶれた人々を救済するのは国なり地域なりの共同体が担うべき仕事です。

ただそれ以前に、ビーガンが畜産業者を追い詰める、という想定自体がいささか単純すぎるようにも思われます。今日《きょう》世界中の人がビーガンになって明日から畜産業が用なしになる、などということは起こりえません。

考えてみましょう。これからビーガンが世界人口の多数を占めるようになるとしても、それには長い年月がかかります。動物商品の需要も同じだけの期間をかけてゆっくり減っていくでしょう。食品業界その他は、ただ手をこまぬいてそうした動向を見つめているでしょうか。もちろんそんなはずはありません。動物商品が儲からなくなってきたら、しばらくは売上げを伸ばそうと努力するでしょうが、それでもダメなら早々に見切りをつけ、代わりにもっと儲かる別の事業をはじめるなどします。個人経営の畜産農家は産業の未来を見越し、「自分の代で畜産は終わりにしよう」などと判断をするはずです。そして動物関係の事業が儲からない以上、新たにそこへ参入しようと考える起業家もいなくなっていきます。

こうしたことの結果、動物産業の規模はだんだん小さくなり、それに代わるビーガン事業が栄《さか》えて人々の雇用を生むようになるでしょう。

これは社会のなりゆきにしたがって産業構造が変化するという現象であり、歴史を振り返れば同じようなことはいくらでもありました。

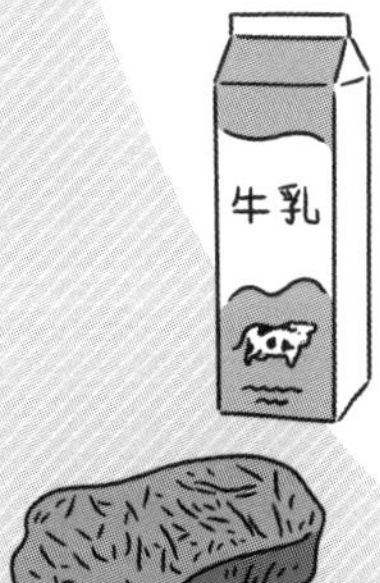

Q
ビーガンは産業用の動物を消滅に追いやるのでは？

　私たちが動物を利用しなくなれば、利用される動物たちはいなくなるかもしれません。実際には畜産場から逃げ出して野生化した動物たちがすでに世界中にたくさんいるので、産業利用される動物が完全に消滅するかはわからないのですが、少なくとも激減はするでしょう。

　しかしながら、それを理由に動物利用の存続を支持するのは考えものです。いずれ消滅するかもしれない動物たちの運命をあわれむなら、その慈悲心を今いる動物たちに（も）向けるのが筋ではないでしょうか。

　動物業者が繁殖事業をやめても、それによって苦しむ動物は生じません。動物たち自身は自分の種が絶滅することを嘆きはしないでしょう。かれらを不幸にするのはむしろ、生きているときに被る搾取や暴力です。誕生できないことではなく、誕生させられた後に経験する苦痛や喪失です。私たちは産業利用される動物の消滅というような、いつ起こるかわからないうえに誰が困るのかも定かでない将来の事態を心配するよりも、いま現実に動物たちをさいなんでいる事態に目を向け、その解決を図るべきだと考えます。

　しかし、今いる動物たちを大事にするとしても、その動物たちが消滅することはこれまた別の問題として考えなければならないのではないか、という意見もあるかもしれません。牛や豚や鶏が消滅したらかわいそうじゃないか、と。

　あいにく、今いる動物たちは産業利用される以上、「大事にする」ことは原理的にできないのですが（これについては次のQ&Aでも考えます）、それはさておき、産業利用される動物たちにとっては誕生させられること自体が苦しみになります。なぜならPART02

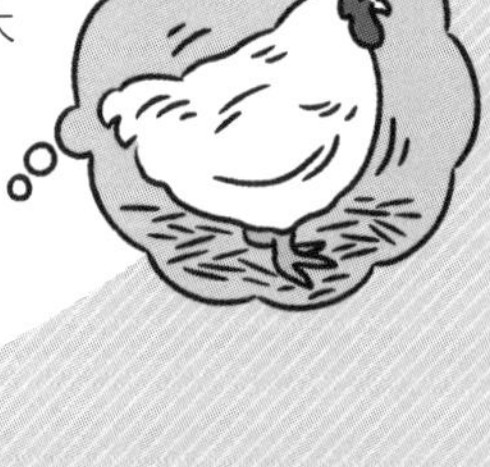

で見たとおり、かれらは品種改変によって、先天的に多大な苦しみを負いつづける体につくられているからです。

肉用の鶏は体が急成長するせいで歩行困難をきたし、内臓を押しつぶされ、幼くして死んでしまいます。乳用の牛は異常な量の乳をつくるせいで骨がもろくなり、乳房の炎症を起こします。ペット用の犬たちは、つくり変えられた体が災いして、しばしば骨折や呼吸困難に見舞われ、品種によっては苦悶《くもん》の死を遂げます。こうした不幸は、どれほど人間が大事に世話をしても、どんなにまわりの環境を良くしても防げません。

動物たちにとって何が幸せで何がかわいそうか、ということを議論するなら、頭の中だけで考えるのではなく、現実に目を向ける必要があります。産業利用される動物たちは生まれつき幸福に生きる機会を奪われています。かれらはただ人間に利用されるためだけに生き、それ以外のあり方でいられないように運命づけられています。そのような存在を意図的に誕生させせつづけることは、そもそも誕生させないよりも、はるかにおぞましいおこないではないでしょうか。

加えて、動物たちの消滅を問題視するのであれば、動物産業の影響で世界中の野生動物たちが絶滅の危機に瀕していることを考えなければなりません。

畜産業にともなう森林伐採・環境汚染・気候変動の加速などは、いずれも動物たちの生息地を奪う脅威です。国際連合は畜産業が生物多様性喪失の最大原因であろうとの見解を示しています。他方、水産業は海洋の汚染と乱獲によって魚介類の絶滅危機をもたらしています。

産業利用される動物たちが消えてしまってはかわいそうだという理由で、畜産業や水産業を応援し、代わりに野生動物たちの絶滅を積極的に推し進めることは、どうあっても正当化できないでしょう。

Q

動物利用のあり方が問題なら その改善を図ればよいのでは？

現在の動物利用には問題があると認めながらも、ビーガンになるのは気が進まないので、動物利用をより良い形に改めればよい、と考える人は少なくありません。持続可能な畜産、動物にやさしい畜産、あるいは自分が食べる動物をみずからの手で殺す営みなどを支持する意見は、とりわけ社会改革を唱える人々に広く見られます。

もしも私たちが肉食動物で、動物商品を消費しなければ生きていけないというのであれば、せめて利用する動物たちの境遇を良くしようと考えるのも理にかなうでしょう。が、私たちは動物商品を消費せずとも生きていけます。言い換えれば、動物利用はもとより私たちの生存に必要ないということです。暴力を振るわないという選択肢があるにもかかわらず、軽度の暴力を振るいつづけるのがよいはずはありません。

肉にされる動物たちはすべて殺され、乳を搾られる動物たちはすべての子を奪われ、採卵用の鳥たちは雄に生まれればすべて産業廃棄物にされます。動物商品を消費する行為は、ことごとく暴力の後押しとなります。どれほど飼育施設を改善しようとこの事実は動きません。

加えて、動物利用の改善を動物たちが喜ぶことはない、という事実も顧《かえり》みる必要があります。改善を改善と認識するのは、劣悪な環境とより良い環境を見比べることができる人間だけであり、動物たちにとっては自分の置かれた環境が世界のすべてです。

屠殺の時期を迎えた動物が「自分は殺されるけれども、狭い檻《おり》に閉じ込められた仲間たちよりは幸せだった」などと実感することはありません。のびのびとした環境で育って殺される動物も、殺されるかぎりは不幸にちがいないでしょう。動物たちにとって本当に幸せなのは殺されないこと、利用されないこと、人間の資源や食材や道具にされないことです。

仮に動物利用の改善に一定の意義を認めたとしても、その取り組みには長い時間がかかります。現に食用とされる動物たちの檻を撤廃するよう企業に求める運動などは昔から続いていますが、企業はその求めに応じません。

消費者である私たちはその間、ひどいとわかっている動物利用を応援しつづけるのでしょうか。いずれ誰かが動物利用を改善してくれるだろうと思いつつ、年間数億数兆の命を奪う産業（しかも世界の人々の人権と環境をも犠牲にする産業）を引きつづき応援するという姿勢は、やさしく言っても非情だと思います。これは培養肉の開発などに寄せる期待にもいえることです。

動物利用の形態が今後どのように変わっていくのであれ、私たちは楽天的な未来構想に期待して問題だらけの現状を容認するのではなく、動物たちや世界のために今できる最善のことを進んで実践すべきでしょう。良質な畜産物や培養肉の到来を待たずとも、私たちはそれより環境面でも倫理面でも健康面でも優れているビーガン商品を、文字どおり今日から選ぶことができます。

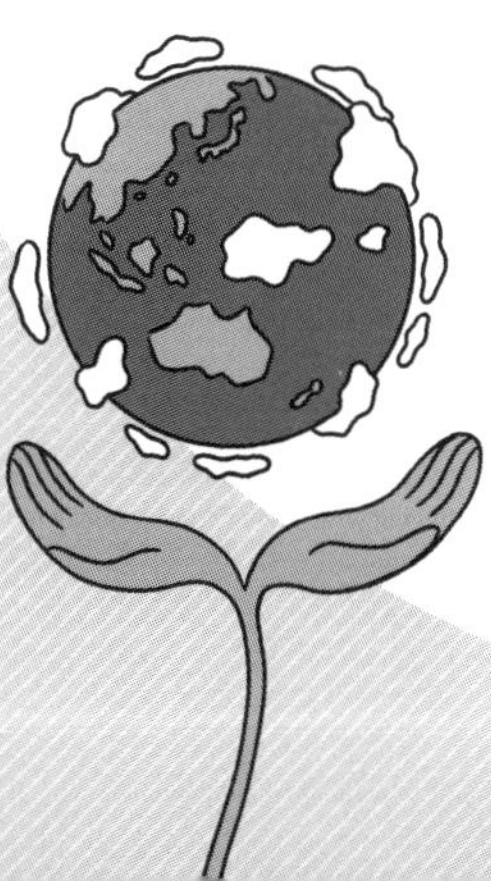

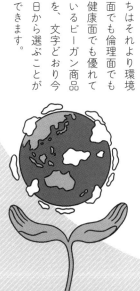

Q 特権に恵まれた人しかビーガンになれないのでは？

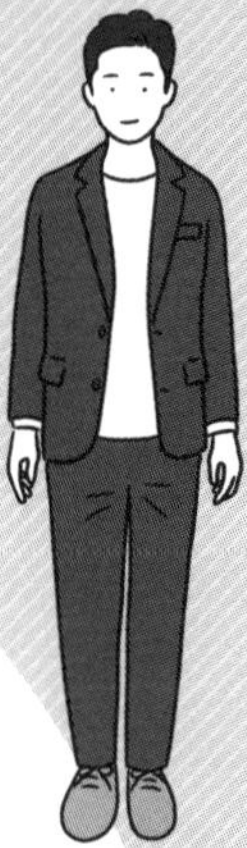

ビーガン食品のなかには大変な値段になるものがあります。また、ビーガン料理の専門店に行くと、高額の価格設定に驚かされることが少なくありません。こうしたことから、ビーガン生活は時間とお金に恵まれた特権者にしかできないと考える人もいます。

また、PART04で触れたように、家族関係などの都合でビーガニズムを徹底できない人もいるでしょう。

したがって私は、ビーガン生活が誰にとっても簡単だとは思いません。

けれども、ビーガンをひとくくりに特権者とする見方に対しては、いくつか指摘できることがあります。

まず、ビーガンになるとそれまでよりも生活費を抑えられることが珍しくありません。ビーガン対応の加工食品に高価なものがあるのは事実ですが、ふつうのスーパーで野菜や果物や豆腐類などを買って暮らしているかぎり、動物性食品を買っていた頃よりも食費がかさむということはないと思います。また、ビーガンになると多くの人は健康状態が改善するため、医療費も減る傾向があります。さらに、ビーガンになった人は倫理的な観点から生活全体を見つめ直すので、余計な消費や贅沢をやめ、自然とお金のかからない暮らしへと移行していくことがよくあります。

次に、ビーガンと特権の関わりを考える際に覚えておきたいのは、多くのビーガンが世間一般で想定される「特権者」の像に当てはまらないということです。ビーガンのなかには、身体的・精神的な条件や家庭に関わる条件ゆえに、さまざまな生活上の制約を受けている人もいます。大変な肉体労働に携わりながら、けっして多くない給料で暮らしている人もいます。体が自由にならない家族を介護しながら生活設計をしている人もいます。ビーガニズムの関連情報にアクセスできるの

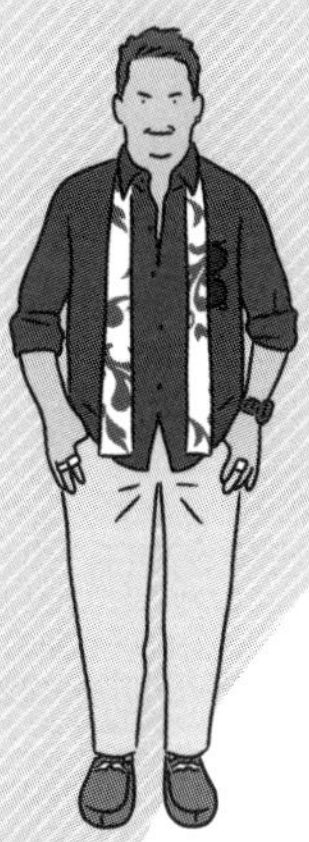

は特権だといわれますが、ビーガンは誰もが高学歴なわけでも、誰もが英語をすらすら読めるわけでもありません。

あえて自分の苦労や生活事情をおおやけに語る人は多くないので、私たちは得てして他人を実際以上に恵まれている人間だと思い込んでしまいがちですが、文字にされない、あるいは目に見えない困難を負う人は身近なところにたくさんいることを忘れてはなりません。

他方、世のなかを見渡してもうひとつ気づくのは、多くの特権に恵まれている人ほど、往々にしてビーガンになりにくいという事実です。実際、人並み以上に選択肢と発言権を持ち、多くの場面で自分の意見を通しやすいはずの有力者たち、たとえば政治家や芸能人や大学教授のなかには、ビーガニズムを実践している人がほとんどいません。「ビーガンになるには特権が必要」と論じる人も、みずからビーガンになろうとして障壁に行き当たった結果その認識に至ったというより、そもそもビーガンになろうと努力していないことがよくあります。そして問題なのは、そのような人々が「誰でもビーガンになれるわけではない」と論じるのみで、誰でもビーガン生活が送れるよう、企業や社会に要望を送り届ける努力をしていないことです。

現実を顧みれば、さまざまな困難やつらい経験を負っている人ほど、苦しむ者への共感が働き、ビーガンになろうと努める傾向があります。生活条件のせいで難しい選択に迫られる場面はあっても、そのような人々は自分にできることを精一杯おこなっています。

高額のビーガン食品を買ったり、高級なビーガン料理店に行ったりすることだけがビーガン生活ではありません。特権はビーガンになるための条件というより、むしろ人々がビーガンになることを妨げる要因だと私は考えます。

Q

何を消費するかは個人の自由では？

これに類する主張はよく見受けられます。

「私はビーガンのことを否定しないから、ビーガンも私の生活を否定しないでほしい」「ビーガンと非ビーガンがお互いの価値観を認め合うのがいいと思う」あるいは率直に「価値観の押しつけはやめよう」など。

こうした主張の根底にあるのは、各人が好きなように生きるのがベストだという考え方です。

誰にも迷惑をかけない事柄なら、その考え方にしたがって問題ないでしょう。たとえば休日にどこの公園へ出かけるか、新しく買う手帳を何色にするかなどは個人の自由です。

しかし、どんなものを食べるか、どんなものを着るか、どんなものにお金を払うかは、そうした選択とは異なります。動物性食品を食べること、動物性の衣服を着ること、動物娯楽にお金を払うことは、動物たちを苦しめる結果につながります。つまりそうした行為は「誰にも迷惑をかけない事柄」ではないということです。それが個人の自由と考えられてきたのは、これまで動物たちが人間の行為の被害者とみなされてこなかったから、そもそも動物たちの死と苦しみは「被害」とみな

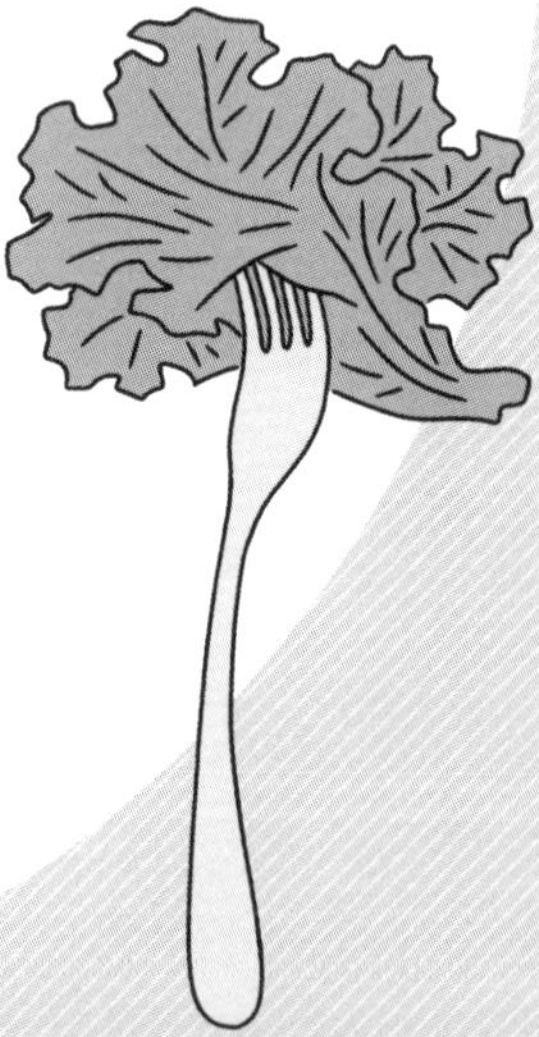

されてこなかったからにほかなりません。

人を殺すのは個人の自由でしょうか。ちがいます。それは法律で許される許されない以前に、他人に害をおよぼすからです。路上喫煙は個人の自由でしょうか。ちがいます。それはまわりの人々に健康被害をおよぼすからです。加害行為は個人の自由ではありません。

動物消費についても同じように考えられます。それは消費される動物たちに死と苦しみをもたらす加害行為なので、個人の自由の範疇を超えています。

もしかしたらここで、「人の被害と動物の被害はちがう」という反論が思い浮かぶかもしれません。しかし何がちがうのでしょうか。動物も殴られれば人間と同じように痛みを感じます。のどを切られれば苦しみにのたうち回ります。子を奪われれば悲しみます。命の危機が迫れば必死に逃げようとします。そこに種のちがいはありません。

相手が人間であれ他の動物であれ、いわれなき責め苦を与える行為、ないしそれを後押しする行為は、明確な加害に相当します。法が許そうと社会が許そうと、みずからの倫理観にしたがって自由の行きすぎを律し、合法化された加害から決然と手を引くことこそ、人の心を持つ私たちの務めではないでしょうか。

さらに学びたい人のために

ビーガニズムや動物問題について、より詳しく学ぶための資料を紹介します。わかりやすさ、正確さ、難点の少なさを基準に選んでみました。

映像作品

『ファーストフード・ネイション』

リチャード・リンクレイター監督
ジェネオン・エンタテインメント（2008年）
ファストフード産業の舞台裏を描いたドキュメンタリー風のドラマ。屠殺場やそこで働く移民労働者たちの実態が学べる。原作はエリック・シュローサーの『ファストフードが世界を食いつくす』（楡井浩一訳、草思社、2001年）。

『フォークス・オーバー・ナイブズ —— いのちを救う食卓革命』

リー・フルカーソン監督
日本コロムビア（2012年）
動物性食品の有害性について医学的見地から迫ったドキュメンタリー。ビーガニズムに関わる健康の話題に強くなれる。

『Cowspiracy —— サステイナビリティ（持続可能性）の秘密』

キップ・アンデルセン、キーガン・クーン監督
A.U.M. Films & Media（2014年）
畜産業の環境負荷を解説し、この問題に向き合わない環境保護団体を批判した話題作。DVDはwww.cowspiracy.comより購入可（日本語字幕あり）。

書籍

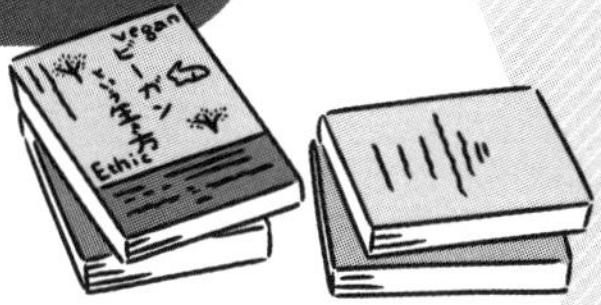

『動物の権利・人間の不正――道徳哲学入門』

トム・レーガン著／井上太一訳
緑風出版（2022年）

『動物の権利入門――わが子を救うか、犬を救うか』

ゲイリー・L・フランシオン著／井上太一訳
緑風出版（2018年）

ビーガニズムの根幹をなす動物の権利哲学をやさしく解説した理論書。どちらもQ&A付き。いずれか一方を読むだけでもよいが、両方とも読めば怖いものなし。

『私たちはなぜ犬を愛し、豚を食べ、牛を身にまとうのか――カーニズムとは何か』

メラニー・ジョイ著／玉木麻子訳
青土社（2022年）
肉食を支持・弁護する人々の心理を分析した読みやすい研究書。畜産業の実態についても詳しく解説する。

『ビジテリアン大祭』

宮沢賢治作
角川文庫（1996年）
著名な童話作家の作品集だが、表題作は菜食への批判と疑問に答える事実上のQ&A集。屠殺される豚の心情を描いた「フランドン農学校の豚」もあわせて読みたい。

『ビーガンという生き方』

マーク・ホーソーン著／井上太一訳
緑風出版（2019年）
社会正義としてのビーガニズムを、基本から応用にわたり、やさしく解説した入門書。ビーガンをめざすすべての人にお勧めしたい。

『ビーガン食の栄養ガイド』

パメラ・ファーガソン著／井上太一訳
緑風出版（2023年）
健康的なビーガン生活を送るために必要な食事と栄養学の知識をまとめた全ビーガンの必携書。

『菜食への疑問に答える13章――生き方が変わる、生き方を変える』

シェリー・F・コーブ著／井上太一訳
新評論（2017年）
ビーガンに寄せられるさまざまな質問に詳しく答える骨太のQ&A集。人に勧める一冊としても有用。

エピローグ

ビーガニズムの考え方はわかるけれど、自分にはできそうにない、という声をよく聞いてきたことが、この本を書く動機でした。食用とされる動物たちの現状や、畜産業にともなう環境負荷が知られだしたことで、ビーガニズムは新しい生活実践として急速に知名度を上げました。これはビーガンたちですら予想できなかったことです。ほんの数年前まで、畜産業の弊害は世間でほとんど語られず、人々は「ビーガン」という言葉すら認知していませんでした。動物擁護を支持する人々は、ビーガニズムが広まるまでには数世代を要するだろうと考えていました。しかし現在の様子を見ると、先行きははるかに明るいように思えます。うれしいことにちがいありません。

他方、残念なのは、ビーガニズムの話題があちこちで取り沙汰される一方、それを実践する人がまだまだ少ないことです。動物擁護の関連イベントなどに足を運べばともかく、普段の生活で偶然ビーガンに出会えることはまずありません。あいにくビーガニズムは目下、多くの人にとって「ネタ」や「雑学」の領域にとどまっているような印象を受けます。

そういうことをしている人がいるのは知っている、でも自分には関係ない、と。食用とされる動物たちの境遇が話題になったときでも、ビーガンにはなれない、なりたいとは思うけれど難しくて結局動物性食品を食べてしまう、といった声が聞かれます。

こうした状況の背景に、ビーガンとして暮らしていくための方法が知られていない、という問題があるのは間違いないでしょう。これまで、ビーガンの処世術はあまりまとまった形で紹介されてこなかったため、人々は誰にも相談できないまま、手探りで動物搾取なしの生活スタイルを模索するしかありませんでした。そこで、人によっては料理が味気なくなった、あるいはビーガン食品をどこで買えばいいのかわからない、といった問題に行き当たることとなります。ビーガニズムが何やらとても難しいもののように思われてきたのも無理はありません。

しかし、ビーガニズムの実践は、言ってみれば手品のようなもので、タネを知ってしまえばそれほど難しいことではないのです。人間関係のさばき方は少々厄介になる場合もありますが、日常でおこなうことの大半はいわゆる「ふつうの人」にできる選択行動の範囲内にあるといえます。そして、まさにそうだからこそ、つまり一部のエリートにしかできない高尚な絵空事ではなく、世間一般の人々ができる現実的な取り組みだからこそ、ビーガニズムは社会正義の実践として意味を持つのだと考えられるでしょう。

本書では、この実践を楽にはじめるための基礎知識をまとめました。いわばビーガニズムのタネ明かしです。知っておくと便利な情報はほかにもたくさんありますが、ひとまずここまで踏まえておけば充分、というところを解説することに努めました。あとはやってみるのがいちばんです。いろいろな心配はあるかもしれませんが、それらは実践を続けるなかで解決していきましょう。

最後にひとつ、大事な心がまえを述べておきますと、ビーガンとしての生活を貫くうえでは、**「できる範囲でやる」ではなく「どうすればできるかを考える」**という姿勢が鍵になります。ビーガニズムのようなテーマが話題になると、「できる範囲でやるのがよい」という意見を聞くことが珍しくありません。確かに私たちができることには限界があるので、この考え方も間違っているとはいえないでしょう。ビーガニズムの定義でも、「可能なかぎり」動物の搾取《さくしゅ》や虐待を拒むということが言われています。

しかしながら、「できる範囲でやる」という考え方は、得てして妥協へ流される危うさがあります。食品に含まれる動物成分については「できる範囲」で気をつける、好みの動物性料理については「できる範囲」で食べる量を減らすなど、このスタンスでいると、なし崩し的に動物消費の許容へ向かってしまうことにもなりかねません。

求められているのはむしろ、あらゆる搾取・不正・暴力に反対するという意志のもと、どうすれば今よりもその目標に近づけるかを、絶えず模索しつづける積極性なのではないかと私は考えます。ビーガニズムの旅路に終わりはありません。それは非暴力の生き方を追求する、一生にわたるプロセスなのです。

ビーガンになった人々は、自分がビーガンになるとは思ってもみなかったと語ります。動物園やサーカスに行かない、あるいは動物性素材の衣服を着ない程度ならともかく、動物性食品を食べない生活となると、できるわけがないと思うかもしれません。私もそうだったことは本書で述べたとおりです。ところがいざビーガンになってみると、動物性食品への執着はあっけなく消え去り、自分が納得できる形に生活を改めていくことに喜びを感じるようになりました。

動物を苦しめずに生きていけること、罪悪感なく食卓に向かえることには、大きな解放感があります。のみならず、自分を変えることができたという実感は私たちの自信にもつながります。これは利他の生き方が与えてくれる贈り物ともいえるでしょう。

新しいことへの挑戦は不安をともないますが、勇気を持って一歩を踏み出せば、それに相応するだけの実りはかならず得られます。この本を手引きに、ひとりでも多くの読者が、今日から脱搾取の道を歩みはじめてくれればと願ってやみません。

＊

本書は多くの方の助けなしには書けませんでした。二〇二〇年以降、ビーガン生活に関する聞き取り調査にご協力くださった皆さま――東さちこさま、板垣さやかさま、イリッチ加藤ゆうさま、エイミーさま、エスケル・ヘロニモさま、大澤陽さま、岡田千尋さま、岡田友子さま、奥瀬永子さま、カタラン菊之進さま、工藤修司さま、四谷千絵さま、清水加奈子さま、空さま、田中里子さま、タネモトナホコさま、千秋さま、中村宗之さま、箱山由美子さま、藤原朝子さま、みっちさま、宮川明日香さま、宮田龍治さま、門馬さおりさま、谷津裕子さま、ユカ・タカキさま、N・Bさまに、この場を借りて深くお礼申し上げます。一連の調査を通して皆さまからうかがったお話は、本書を書いている最中、何度も参照しました。この調査記録は何物にも代えがたい宝であり、今回のみならず今後の執筆活動においても積極的に役立てていきたいと考えております。

亜紀書房の高尾豪さまには、前訳書『さよなら肉食』に続き、本書の制作においても、出版企画の相談にはじまり二人三脚の校正作業に至るまで、多岐にわたってお世話になりました。この場を借りて深謝の意を表したく存じます。

最後に、毎日のごとく原稿の読み上げにつきあい、一ビーガンかつ一読者としての視点から率直な批評を与えてくれつづけた母に、いまいちど心からの感謝を申し添えます。

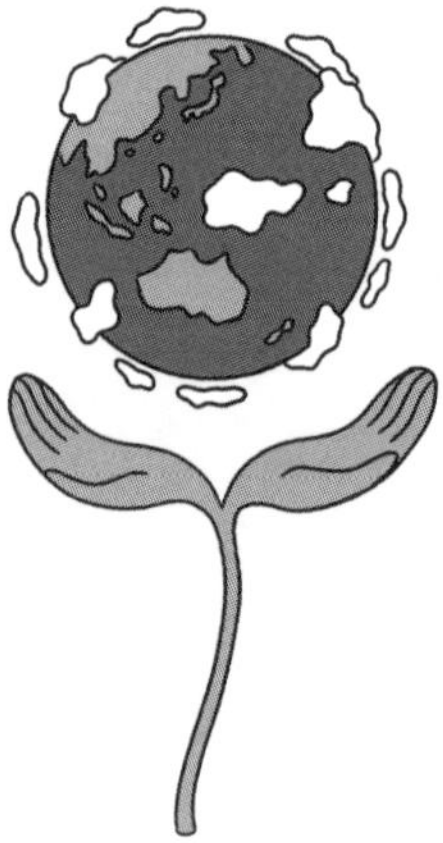

参考資料

プロローグ

イギリスのビーガン協会によるビーガンの定義は以下のウェブサイトより。The Vegan Society (n.d.) "Definition of veganism," https://www.vegansociety.com/go-vegan/definition-veganism（2023年2月4日アクセス）。

PART 01

本章で触れた映画作品は以下のとおり。

アラステア・フォザーギル、マーク・リンフィールド監督『アース』ギャガ・コミュニケーションズ、2007年。

フィオナ・ピッチャー製作総指揮『BBC EARTH　サウス・パシフィック　〈episode6〉消えゆく楽園』ソニー・ピクチャーズエンタテインメント、2009年。

ニコラウス・ゲイハルター監督『いのちの食べかた』紀伊國屋書店、2006年。

ロバート・ケナー 監督『フード・インク』紀伊國屋書店、2011年。

サム・ボッゾ監督『ブルー・ゴールド　狙われた水の真実』アップリンク、2010年。

アーロン・ウルフ監督『キング・コーン　世界を作る魔法の一粒』紀伊國屋書店、2009年。

PART 02

動物の屠殺数は以下を参照。Hannah Ritchie and Max Roser (2019) "Meat and Dairy Production," *Our World in Data*, https://ourworldindata.org/meat-production（2023年2月4日アクセス）。

福島の牛が木の柱を食べていたというエピソードは以下を参照。葉上太郎（2020）「原発事故で取り残され……「牛は悲鳴をあげて餓死した」南相馬市の元酪農家が語る"9年間の悔恨"」文春オンライン、https://bunshun.jp/articles/-/36553？page=4（2023年2月4日アクセス）。

魚介類の感覚機能については、例えばジョナサン・バルコム著、桃井緑美子訳『魚たちの愛すべき知的生活――何を感じ、何を考え、どう行動するか』（白揚社、2018年）やCulum Brown (2015) "Fish Intelligence, Sentience and Ethics," *Animal cognition* 18(1): 1-17を参照。甲殻類の感覚能力については、例えばCrustacean Compassion (n.d.) "Do Decapod Crustaceans Feel Pain? " https://www.crustaceancompassion.org/do-crustaceans-feel-painを参照（2023年2月4日アクセス）。

底引き網漁の海底破壊についてはMurray Patterson and Derrylea Hardy (2008) "Economic Drivers of Change and their Oceanic–Coastal Ecological Impacts," in Patterson and Glavovic ed., *Ecological Economics of the Oceans and Coasts*, Cheltenham: Edward Elgarを参照。

魚介類の犠牲数については、A Mood and P Brooke (2010) "Estimating the Number of Fish Caught in Global Fishing Each Year," *Fishcount*, http://fishcount.org.uk/published/std/fishcountstudy.pdfならびにA Mood and P Brooke (2012) "Estimating the Number of Farmed Fish Killed in Global Aquaculture Each Year," *Fishcount*, http://fishcount.org.uk/published/std/fishcountstudy2.pdfを参照（2023年2月4日アクセス）。

畜産業と飢餓の関係についてはRichard Oppenlander (2013) "Animal Agriculture, Hunger, and How to Feed a Growing Global Population: Part One of Two," *Forks Over Knives*, https://www.forksoverknives.com/wellness/animal-agriculture-hunger-and-how-to-feed-a-growing-global-population-part-one-of-two/を参照（2023年2月4日アクセス）。

世界の農地の8割が畜産と飼料栽培に使われているという試算はJ. Poore and T. Nemecek (2019) "Reducing food's environmental impacts through producers and consumers," *Science* 360(6392): p.990より。

アマゾンで進む森林伐採の9割が畜産関連の事業によるという試算はSergio Margulis (2004) "Causes of Deforestation of the Brazilian Amazon," *World Bank Working Paper* 22, Washington, DC: World Bank, p.9より。

ワールドウォッチ研究所による畜産問題の報告書は以下。Robert Goodland and Jeff Anhang (2009) "Livestock and Climate Change. What if the key actors in climate change were pigs, chickens and cows? " *World Watch Magazine* November/December, Washington, DC: Worldwatch Institute.

漁船での奴隷労働については環境団体グリーンピースが詳しく報じている。例えば国際環境NGOグリーンピース東南アジア支部編／国際環境NGOグリーンピース・ジャパン訳（2016）「サプライチェーンの裏側――世界のマグロ産業にはびこる人権問題」https://storage.googleapis.com/planet4-japan-stateless/2018/12/7074dd4a-7074dd4a-supplychained.pdfを参照（2023年2月4日アクセス）。アジア、アメリカ、ヨーロッパなどの漁船も同様であることについてはEnvironmental Justice Foundation (2019) *Blood and Water: Human Rights Abuse in the Global Seafood Industry*, London: Environmental Justice Foundationを参照。

養殖業が海の生態系を破壊していることについてはUlf N. Wijkström (2012) "Is Feeding Fish with Fish a Viable Practice?" in R. P. Subasinghe, J. R. Arthur, D. M. Bartley, S. S. De Silva, M. Halwart, N. Hishamunda, C. V. Mohan, and P. Sorgeloos eds., *Proceedings of the Global Conference on Aquaculture 2010: Farming the Waters for People and Food*, Rome: Food and Agriculture Organization of the United Nations and Network of Aquaculture Centres in Asia-Pacific, p.33-55を参照。

ペット問題については、例えばマイケル・ブランドー＋マーク・ベコフ著／夏目大訳『純血種という病――商品化される犬とペット産業の暗い歴史』（白揚社、2019年）を参照。

動物実験の問題についてはマイケル・A・スラッシャー著／井上太一訳『動物実験の闇――その裏側で起こっている不都合な真実』（合同出版、2017年）を参照。より詳しくはAysha Akhtar (2015) "The Flaws and Human Harms of Animal Experimentation," *Cambridge Quarterly of Healthcare Ethics* 24(4): 407–419およびJohn J. Pippin (2013) "Animal research in medical sciences: Seeking a convergence of science, medicine, and animal law," *South Texas Law Review* 54: 469–511を参照。

餌付けの問題については畠山武道監修、小島望・高橋満彦編著『野生動物の餌付け問題善意が引き起こす？――生態系撹乱・鳥獣害・感染症・生活被害』（地人書館、2016年）を参照。

ひとりのビーガンが救う動物の数についてはAnimal Charity Evaluators (2021) "Effects of Diet Choices on Animals," https://animalcharityevaluators.org/research/reports/dietary-impacts/effects-of-diet-choices/#resultsおよびAbby Jade Sarfas (2022) "How Many Animals Can You Save by Going Vegan?" The Humane League UK, https://thehumaneleague.org.uk/article/how-many-animals-can-you-save-by-going-veganの試算を参照

（2023年2月5日アクセス）。

PART 03

本章を書くに当たっては全国に暮らすビーガンの方々への聞き取り調査を参考にさせていただいた。皆さまに感謝の意を伝えたい（お名前は「エピローグ」の謝辞に掲載）。

菜食に関するアメリカ栄養士会の見解はVesanto Melina, Winston Craig, and Susan Levin (2016) "Position of the Academy of Nutrition and Dietetics: Vegetarian Diets," *Journal of the Academy of Nutrition and Dietetics* 116(12):1970-1980を、イギリス栄養士会のそれはBritish Dietetic Association (2017) "British Dietetic Association confirms well-planned vegan diets can support healthy living in people of all ages," https://www.bda.uk.com/resource/british-dietetic-association-confirms-well-planned-vegan-diets-can-support-healthy-living-in-people-of-all-ages.htmlを参照（2023年2月6日アクセス）。

古着リサイクルの問題については、例えば原貫太（2022）「『世界中の善意がアフリカの産業を殺している』 古着リサイクルに秘められた不都合な真実」PRESIDENT Online, https://president.jp/articles/-/53225を参照（2023年2月6日アクセス）。

PART 04

本章で特に参照した資料は以下のとおり。

Melanie Joy (2018) *Beyond Beliefs: A Guide to Improving Relationships and Communication for Vegans, Vegetarians, and Meat Eaters*, Brooklyn, NY: Lantern Books.

Casey T. Taft (2017) *Millennial Vegan: Tips for Navigating Relationships, Wellness, and Everyday Life As a Young Animal Advocate*, Danvers: Vegan Publishers.

Carol J. Adams, Patti Breitman and Virginia Messina (2014) *Never Too Late to Go Vegan: The Over-50 Guide to Adopting and Thriving on a Plant-Based Diet*, New York: The Experiment.

PART 05

本章で特に参照した資料は以下のとおり。

Gary L. Francione and Anna Charlton (2017) *Advocate for Animals!: An Abolitionist Vegan Handbook*, New York: Exempla Press.
Casey T. Taft (2017) *Millennial Vegan: Tips for Navigating Relationships, Wellness, and Everyday Life As a Young Animal Advocate*, Danvers: Vegan Publishers.

ビーガンQ&A

畜産業が生物多様性喪失の最大原因であるとのデータはHenning Steinfeld et al. (2006) *Livestock's Long Shadow: Environmental Issues and Options*, Rome: Food and Agriculture Organization of the United Nations, xxiiiより。

井上太一　TAICHI INOUE

1984年生まれ。翻訳家・執筆家。人間中心主義を超えた倫理の発展ならびにビーガニズムの普及をめざし、関連書籍の翻訳と執筆に携わる。趣味は料理研究。得意料理はペペロンチーノ、麻婆豆腐、中東風トマトシチューなど（もちろんすべて動物成分なし）。著書に『動物倫理の最前線』（人文書院、2022年）、訳書にシェリー・F・コーブ『菜食への疑問に答える13章』（新評論、2017年）、マイケル・A・スラッシャー『動物実験の闇』（合同出版、2017年）、エリーズ・ドゥソルニエ『牛乳をめぐる10の神話』（緑風出版、2020年）、ロアンヌ・ファン・フォーシュト『さよなら肉食』（亜紀書房、2023年）などがある。

HP「ペンと非暴力」https://vegan-translator.themedia.jp/

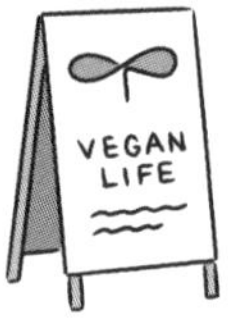

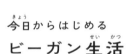

今日《きょう》からはじめる

ビーガン生《せい》活《かつ》

2023年8月4日　第1版第1刷　発行

著者　井上太一

発行者　株式会社亜紀書房
〒101-0051　東京都千代田区神田神保町1-32
電話　03-5280-0261（代表）
　　　03-5280-0269（編集）
https://www.akishobo.com

装丁　南 彩乃（細山田デザイン事務所）
装画・本文イラスト　芦野公平
DTP　山口良二
印刷・製本　株式会社トライ
https://www.try-sky.com

Printed in Japan
ISBN978-4-7505-1805-3 C0030

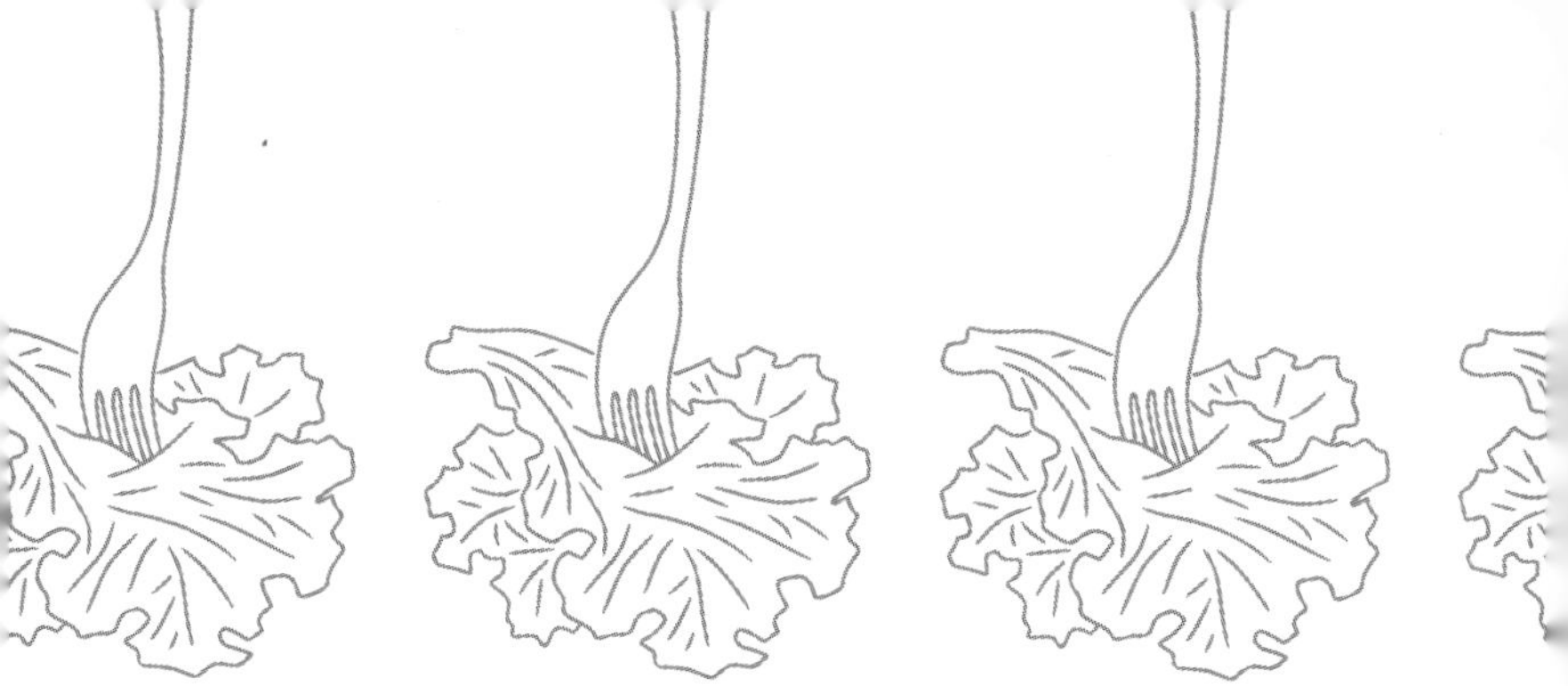

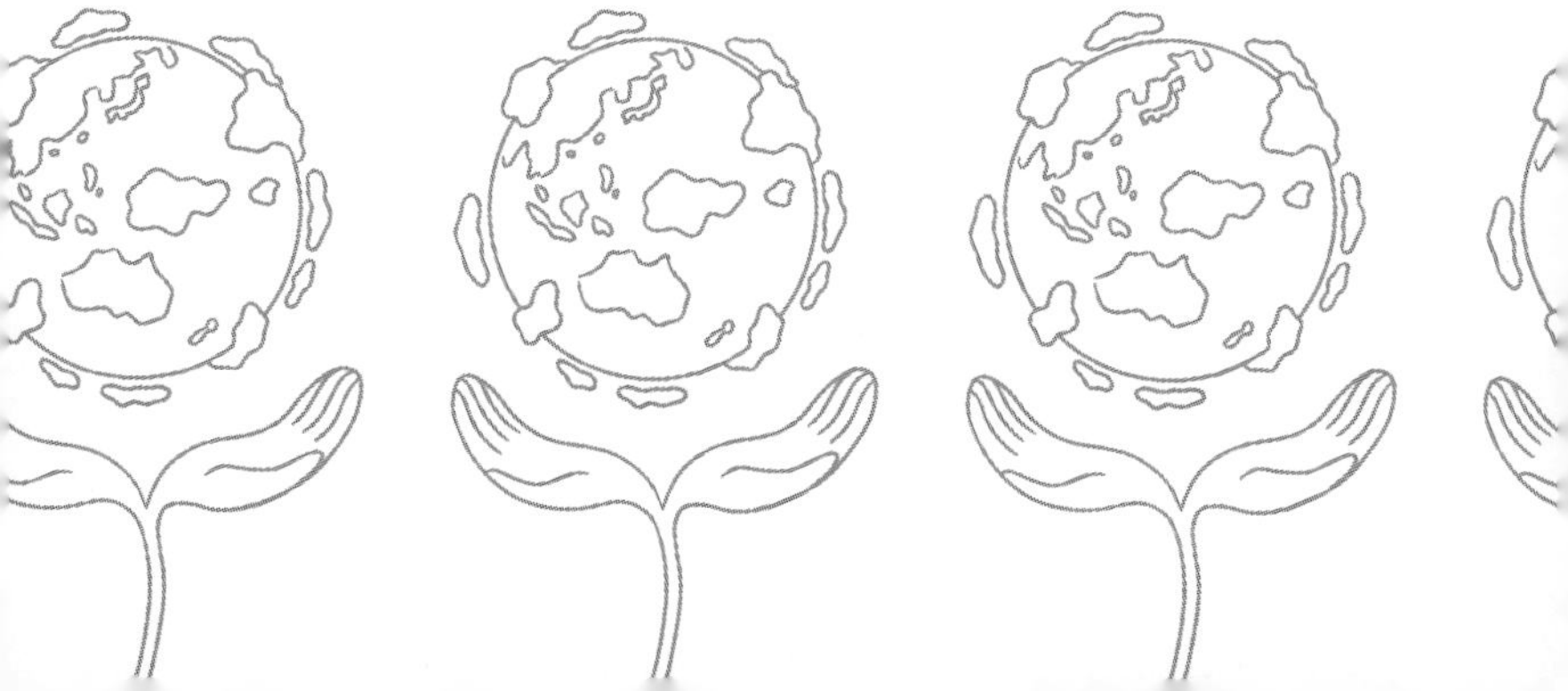

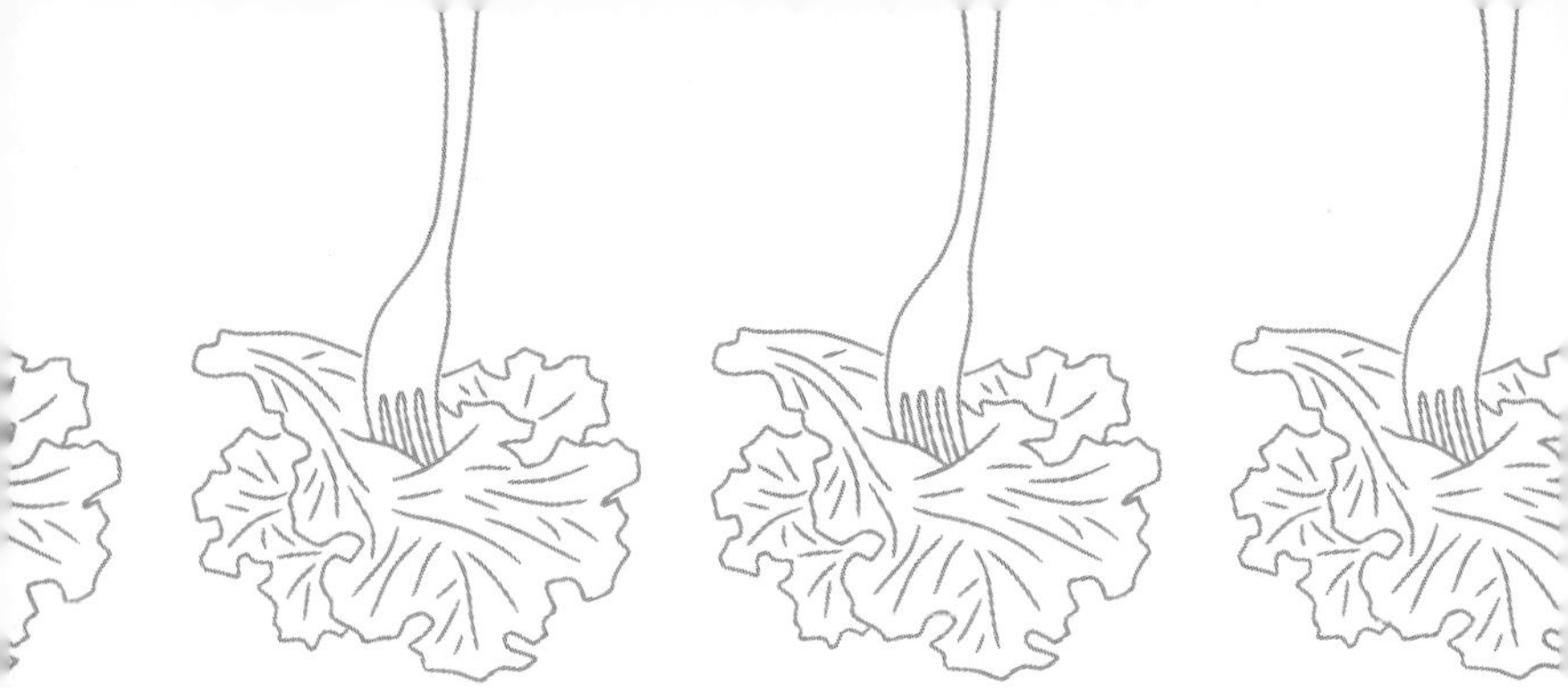

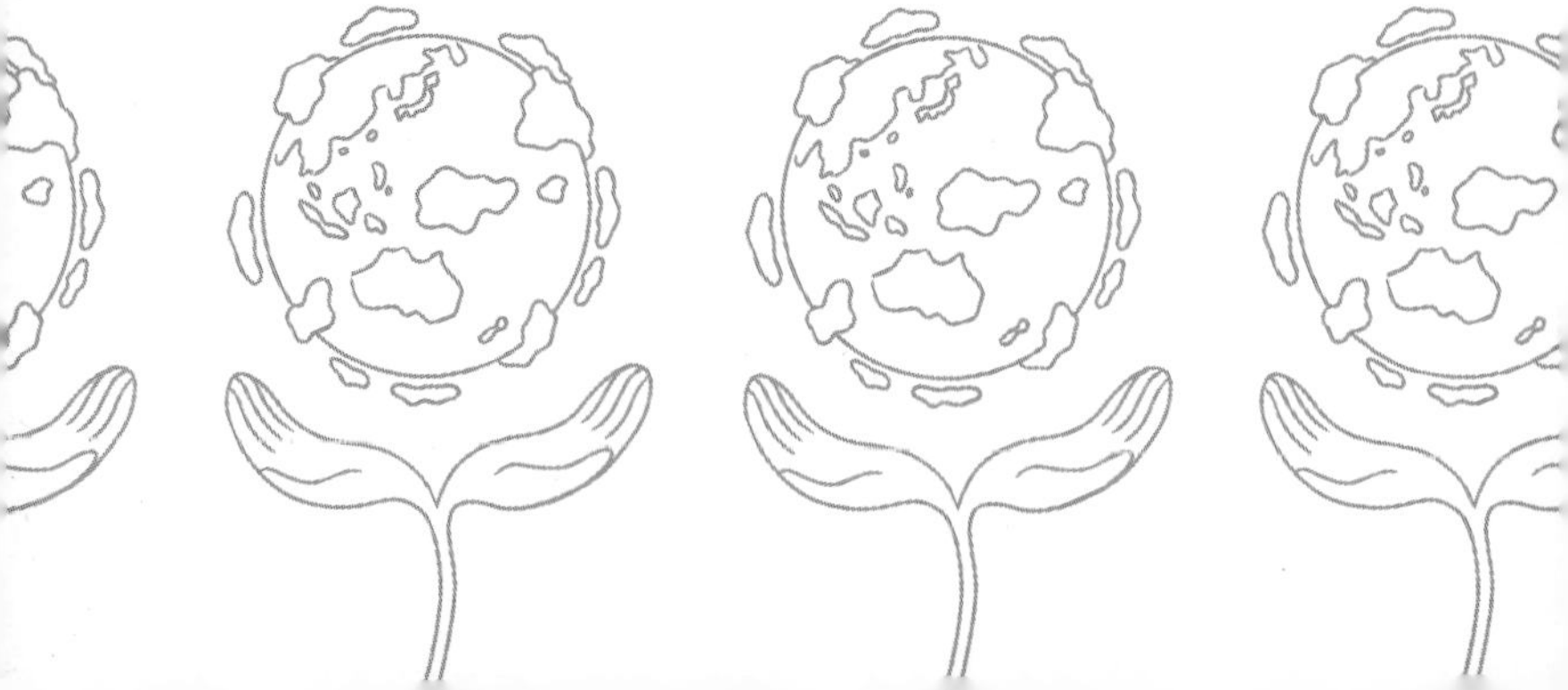